卫生监督培训模块丛书

丛书总主编 卢 伟

副总主编 李力达 贝 文 毛 洁
　　　　　曹晓红 朱素蓉

医疗执业和计划生育监督卷

药品和医疗器械使用监督

唐 燕 朱亚捷 主编

上海交通大学出版社
SHANGHAI JIAO TONG UNIVERSITY PRESS

内容提要

本书包括医疗机构药品使用监督概述、处方管理监督、麻醉药品和精神药品使用监督、抗菌药物临床应用监督、大型医用设备使用监督、医疗器械使用监督等六个模块,对药品和医疗器械使用的基本知识、监督依据与职责监督内容和方法、违法案由及处罚等内容进行了阐述。本书可供各级卫生行政部门和监督部门在药品和器械使用监督执法实践中参考使用。

图书在版编目(CIP)数据

药品和医疗器械使用监督/卢伟总主编;唐燕,朱
亚捷主编.—上海:上海交通大学出版社,2018
ISBN 978-7-313-19205-9

Ⅰ.①药… Ⅱ.①卢… ②唐… ③朱… Ⅲ.①医药卫
生组织机构-药品管理②医药卫生组织机构-医疗器械-
使用-卫生管理 Ⅳ.①R954②R197.39

中国版本图书馆 CIP 数据核字(2018)第 062399 号

药品和医疗器械使用监督

主　　编:唐　燕　朱亚捷
编写人员:李慧迪　冯　琼　宋　颂　原　泉
出版发行:上海交通大学出版社　　　　　地　　址:上海市番禺路 951 号
邮政编码:200030　　　　　　　　　　　电　　话:021-64071208
出 版 人:谈　毅
印　　制:上海盛通时代印刷有限公司　　经　　销:全国新华书店
开　　本:710 mm×1000 mm　1/32　　印　　张:6.375
字　　数:99 千字
版　　次:2018 年 3 月第 1 版　　　　　印　　次:2018 年 3 月第 1 次印刷
书　　号:ISBN 978-7-313-19205-9/R
定　　价:35.00 元

丛书总序

为适应建设"卓越的全球城市和社会主义现代化国际大都市"和"健康上海"发展战略需要,在卫生行政"放管服"和深化医药卫生体制机制改革的大背景下,上海卫生监督面临前所未有的发展机遇和现实挑战。

为持续加强卫生监督员职业胜任力,提升卫生监督员的执法能力和监督水平,打造胜任、高效的卫生监督员队伍,上海卫生监督机构通过专业化和模块化培训模式,对监督员开展专业、管理、法律法规、执法技能等专项培训,对核心和骨干人员开展促进职业发展和综合素养提高的强化培训,对管理干部开展塑质增能轮训,取得了良好效果。

上海市卫生和计划生育委员会监督所在总结多年培训素材的基础上组织编写了这套卫生监督员培训教材,以期有助于各级各类卫生监督员培训和自学。

本套教材包括卫生监督基础和信息管理、公

共卫生监督、医疗执业和计划生育监督三卷、十七个分册,具有以下特色:

一是系统全面。本套教材对卫生监督工作涉及的工作环节、专业知识、法律法规、流程等进行了系统梳理,全面涵盖了卫生监督工作的内容。

二是模块化编辑。本套教材围绕卫生监督员职业胜任力要素,按照工作分析的结果,把岗位从事的某一项工作所需要的知识归结为一个模块;每一个模块既相互独立,又从属于某一专项工作;模块之间界限既清晰又关联。模块化的编辑方式大大方便了使用者根据自身的实际情况按需选择、组合使用;有针对性地、有选择地进行专项知识、技能的充实和提高,弥补个体短板。

三是体现新变化。本套教材特别增加了信息管理管理分册、公务员与依法行政分册,适应信息技术的发展变化和执法应用,顺应我国卫生监督机构和人员参照公务员法管理的体制变化新形势。教材使用最新修订的法律法规、技术规范和标准,吸收了新知识、体现了新变化,做到了与时俱进。

为编好本套教材,我们成立了编委会,组织了工作班子和编写队伍。前期开展了相关的研究,召开了多次专家研讨会、审稿会、协调会等,为教材的出版奠定了基础。

在本套教材编辑出版的过程中,得到了上海

市卫生和计划生育委员会的领导、相关专家学者，以及上海交通大学出版社的大力支持和热心帮助，为教材的顺利、高质量出版提供了有力保障。在此一并致谢。

非常感谢参加本套教材编写的各位同仁，他们牺牲了许多休息时间，为教材的出版付出了卓有成效的辛勤劳动。

由于编写的时间紧、任务重、相互协调工作量大等原因，本套教材难免存在疏漏和不足之处，恳请各位不吝赐教。我们相信，在各位的帮助下，我们一定能不断改进完善、不断提高教材的质量，为我国的卫生监督员队伍的建设和发展做出应有的贡献。

卢　伟

2018 年 3 月

目　录

模块一　药品和医疗器械 使用监督概述

课程一　**药品使用监督概述**················· 3

一、药品 ························· 3

二、药品监督管理法律法规体系······ 8

三、药品使用监督执法职责和
内容 ················· 11

四、监督执法基本要求················ 14

课程二　**医疗器械使用监督概述**········· 20

一、医疗器械使用监督法律法规
体系 ················· 20

二、医疗器械使用监督执法对象
和内容 ················· 25

三、医疗器械使用监督执法基本
要求 ················· 25

模块二　处方管理监督

课程三　处方管理基础知识 ·················· 29
　　一、处方 ···································· 29
　　二、处方的开具、调剂和保存 ········· 32
　　三、处方点评 ···························· 40
　　四、本市处方管理监督基本情况······ 43

课程四　处方管理监督 ······················ 45
　　一、处方管理监督检查的依据、
　　　　内容和方法 ······················ 45
　　二、行政处罚违法案由及处理 ····· 48
　　三、处方管理监督执法常见问题······ 58

模块三　麻醉药品和精神
　　　　　 药品使用监督

课程五　麻醉药品和精神药品基础知识 ······ 65
　　一、麻醉药品和精神药品的概念······ 65
　　二、麻醉药品和精神药品专用
　　　　标志 ······························ 68
　　三、麻醉药品和精神药品品种
　　　　范围 ······························ 69

四、麻醉药品和精神药品的使
　　用管理 ………………… 71
五、麻醉药品和精神药品的储
　　存和销毁 ……………… 78

课程六　麻醉药品和精神药品使用监督 …… 82
一、麻醉药品和精神药品使用监督
　　检查的依据、内容和方法 ……… 82
二、行政处罚违法案由及处理 …… 84
三、麻醉药品和精神药品监督执法
　　常见问题 ……………………… 99

模块四　抗菌药物临床应用监督

课程七　抗菌药物临床应用基础知识 ……… 131
一、抗菌药物临床应用基本
　　概念 …………………… 132
二、抗菌药物分级管理 ………… 136
三、抗菌药物临床应用管理组织
　　机构和职责 ……………… 139
四、抗菌药物临床应用管理 …… 141
五、本市抗菌药物临床应用监督
　　检查基本情况 ……………… 144

课程八　抗菌药物临床应用卫生监督·········146
　　一、抗菌药物临床应用卫生监督
　　　　依据、内容和方法　··········146
　　二、抗菌药物临床应用违法案由
　　　　及处罚·················148

模块五　　大型医用设备使用监督

课程九　大型医用设备使用监督基本知识·····163
　　一、大型医用设备的定义·········163
　　二、大型医用设备的分类·········165

课程十　大型医用设备使用监督·············168
　　一、大型医用设备使用许可依据、
　　　　条件和管理··············168
　　二、大型医用设备使用监督检查的
　　　　依据、内容和方法　··········169
　　三、大型医用设备使用违法案由及
　　　　处理·················171

模块六　　医疗器械使用监督

课程十一　医疗器械使用监督基本知识······177
　　一、医疗器械的定义···········177

二、医疗器械的分类 ············· 178

课程十二 医疗器械使用监督················ 180
　　一、医疗器械使用监督检查的
　　　　依据、内容和方法 ·········· 180
　　二、医疗器械使用违法案由及
　　　　处理 ······················· 184

模块一

药品和医疗器械
使用监督概述

课程一　药品使用监督概述

药品是用于预防、治疗、诊断疾病的特殊商品，是医生为患者提供临床医疗服务所不可缺少的物质。

一、药　　品

(一) 药品的概念

《中华人民共和国药品管理法》(以下简称《药品管理法》)规定：药品是指用于预防、治疗、诊断人的疾病，有目的地调节人的生理机能并规定有适应症或者功能主治、用法和用量的物质，包括中药材、中药饮片、中成药、化学原料药及其制剂、抗生素、生化药品、放射性药品、血清、疫苗、血液制品和诊断药品等。不难看出，我国《药品管理法》中对"药品"概念有特定的含义。

(1) 药品的使用对象特指人，不含对动物和植物的用药。

（2）药品的使用目的、方法有严格规定。使用目的是用于预防、治疗、诊断人的疾病，有目的地调节人的生理机能；使用方法要求必须遵循规定的适应症或者功能主治、用法和用量。

（3）药品的法定范围包括"中药材、中药饮片、中成药、化学原料药及其制剂、抗生素、生活药品、放射性药品、血清、疫苗、血液制品和诊断药品等"。因此可以将药品大致分为三类：① 中药，包括中药材、中药饮片、中成药；② 化学药，包括化学原料药及其制剂、抗生素；③ 生物药，包括血清、疫苗、血液制品。

（4）药品不但指药物成品或者药物制剂，也包括原料药物和中药材。虽然原料药必须经过加工制成某种制剂，大部分中药材也需要加工制成中药饮片才能供临床应用，原料药也没有规定用于治疗疾病的用法、用量，但在我国《药品管理法》中，也是将其作为药品进行管理的。

（5）《药品管理法》界定的药品包括诊断药品。诊断药品包括体内使用的诊断药品和按药品管理的用于血源筛查的体外诊断试剂和采用放射性核素标记的体外诊断试剂。其他的更多体外诊断试剂在我国是按医疗器械进行管理的。

（二）药品的质量特性和特殊性

1. 药品的质量特性

质量特性是指"产品、过程或体系与要求有关的固有特性"（ISO9000：2000）。药品的法律定义规定了药品必须满足的需求，药品质量特性是指药品与满足预防、质量、诊断人的疾病，有目的地调节人的生理机能的要求有关的固有特性。药品质量特性主要表现为以下四个方面。

（1）有效性。药品的有效性是指在规定的适应症、用法和用量的条件下，能满足预防、治疗、诊断人的疾病，有目的地调节人的生理机能的要求。有效性是药品的固有特性。若对防治疾病没有效，则不能成为药品。但有效性必须在一定前提条件下产生，即有一定适应症、用法和用量。我国对药品的有效性按在人体达到所规定的效应程度分为"痊愈""显效""有效"。国际上有的采用"完全缓解""部分缓解""稳定"来区别。

（2）安全性。药品的安全性是指按规定的适应症和用法、用量使用药品后，人体产生毒副反应的程度。大多数药品均有不同程度的毒副反应，只有在衡量有效性大于毒副反应，或可解除、缓解毒副作用的情况下才能使用某种药品。如果某种物质对一些疾病治疗有效，但是对人体有致畸、致癌、甚至致死，那么该物质就不能成为药品。

（3）稳定性。药品的稳定性是指在规定的条件下保持其有效性和安全性的能力。所谓规定的条件是指在规定的有效期内，以及生产、贮存、运输和使用的条件。如某些物质虽然具有预防、治疗、诊断疾病的有效性和安全性，但极易变质、不稳定、不便于运输、贮存，也不能作为药品进入医药市场。

（4）均一性。药品的均一性是指药物制剂的每一单位产品都符合有效性、安全性的规定要求。药物制剂的单位产品，如一片药、一支注射剂、一包冲剂、一瓶糖浆剂等。由于人们用药剂量与药品的单位产品有密切关系，特别是有效成分在单位产品中含量很少的药品，若含量不均一，就可能造成患者用量的不足或用量过大而中毒，甚至死亡。所以，均一性是在制剂过程中形成的固有特性。

2. 药品的特殊性

药品通常是以货币交换的形式到达患者手中，所以它也是一种商品，但药品以治病救人为目的，所以是特殊商品。药品的特殊性表现在以下四个方面。

（1）专属性。药品的专属性表现在对症治疗，患什么病用什么药。不像一般商品可以互相替代。药品是直接关系到公众身体健康和生命安全的特殊商品，它与医学紧密结合，相辅相成。处方药品只能通过医师的检查诊断,凭医师处方销售、购买和使用。非处方药品必须根据病情,按照药品说明书、标签的说明使用或在药师指导下购买和使用。

(2)两重性。药品的两重性是指药品有防病治病的一面,也有不良反应的另一面。药品管理有方,使用得当,可以达到治病救人目的;反之,则可危害人体健康甚至生命安全。如链霉素,使用得当可以抗菌治病,使用不当会导致永久性耳聋。又如度冷丁是一种镇痛良药,管理不善、使用不当会使病人成瘾。

(3)质量的重要性。由于药品与人们的生命有直接关系,确保药品质量尤为重要。《药品管理法》规定:"药品必须符合国家药品标准。"也就是说,法定的国家药品标准是保证药品质量和划分药品合格与不合格的唯一依据。药品只有符合法定质量标准,才能保证疗效,允许销售,否则不得销售。

此外,药品质量的重要性还反映在国家推行GLP、GCP、GMP、GSP、GAP 等质量管理制度,以规范药品的研制、生产、流通、使用行为,实行严格的质量监督管理,确保药品质量。

(4)时限性。人们只有防病治病时才需要用药,但药品生产、经营企业平时应有适当数量的生产和储备，只能药等病，不能病等药。另外，药品均有有效期，一旦有效期到达，即行报废销毁；有的药品有效期很短，且用量少无利可图，也要保证生产、供应、适当储备，以防急用。

二、药品监督管理
法律法规体系

（一）药品监督管理立法历程

新中国成立后，药品管理工作开始起步。第一部《中国药典》（1953 年版）由卫生部编印发行。1963 年，卫生部、化工部和商业部联合颁布了《关于加强药政管理的若干规定》，这是关于药品管理的第一个综合性规章。

1978 年党的十一届三中全会后，我国药品管理理立法工作迈上了新台阶。1978 年，国务院颁布和批准颁布了《药政管理条例（试行）》《麻醉药品管理条例》。1984 年 9 月 20 日，第六届全国人大常委会第七次会议通过了《中华人民共和国药品管理法》（以下简称《药品管理法》）。

2001 年 2 月 28 日，第九届全国人大常委会第二十次会议审议通过了修订后的《药品管理法》，明确了药品监管部门的执法主体地位，统一了对新开办企业和药品的审批，规定了实行药品认证制度、药品分类管理制度和药品不良反应报告制度等内容。2013 年 12 月 28 日,第十二届全国人大常委会第六次会议对《药品管理法》进行了修正。2015 年 4 月 24 日,第十二届全国人大常委会第十四次会议通过《全国人民代表大会常务委员会关于修改〈中华人民共和国药品管理法〉的决定》,自公布之日起施行。

2002 年 8 月 4 日国务院发布《中华人民共和国药品管理法实施条例》(以下简称《药品管理法实施条例》),自 2002 年 9 月 15 日起施行;2016 年 2 月 6 日国务院对《药品管理法实施条例》进行了修订。

(二) 药品监管相关法律法规

药品使用监督的依据按照法律效力等级依次包括法律、行政法规、部门规章等。

1. 法律

《药品管理法》是我国药品监管的基本法律依据。现行《药品管理法》共 104 条,分总则、药品生产企业管理、药品经营企业管理、医疗机构的药剂管理、药品管理、药品包装的管理、药品的价格和广告管理、药品监督、法律责任和附则十章。主要内容包括:

(1) 规定开办药品生产经营企业的法定条

件,明确执行药品生产、经营质量管理规范,严格管理药品生产经营行为。

(2)规范医疗机构制剂配制、药品采购、处方调配行为,要求医疗机构必须制定和执行药品保管制度。

(3)规定药品必须在获得批准后方可生产、进口,严格管理新药、仿制药和非临床研究、临床试验,明确假劣药品的认定标准,规范药品包装、价格和广告。

(4)取消药品地方标准,统一上升为国家药品标准。

(5)规定了中药品种保护制度、处方药与非处方药分类管理制度、药品储备制度。

(6)明确监管部门职权,规范抽查检验等监管行为,实行药品不良反应报告制度,对确认发生严重不良反应的药品规定了紧急控制措施。

2. 行政法规

国务院制定、发布的药品管理行政法规主要有十部,包括《药品管理法实施条例》《中药品种保护条例》《麻醉药品和精神药品管理条例》《医疗用毒性药品管理办法》《放射性药品管理办法》等。

3. 部门规章

药品使用管理现行有效的主要规章有《处方管理办法》《抗菌药物临床应用管理办法》《医疗

机构药品监督管理办法（试行）》《医疗机构制剂注册管理办法（试行）》《处方药与非处方药流通管理暂行规定》《药品不良反应报告和监测管理办法》等。

4. 规范性文件

药品使用管理现行有效的主要规范性文件有《医疗机构药事管理规定》《医疗机构处方点评制度》等。

三、药品使用监督执法
职责和内容

各级卫生计生行政机关及其综合监督执法机构依法履行职能，通过对医疗机构临床药事管理实施统一监督检查，达到预防、控制和消除药品违法乱用、滥用等行为的发生与流行，保障公众的人体健康和正当权益，维护社会的正常秩序。

（一）工作职责

根据《药品管理法》《药品管理法实施条例》《麻醉药品和精神药品管理条例》《处方管理办法》《抗菌药物临床应用管理办法》等法律法规规章的规定，地方各级卫生计生行政部门负责职责范围内与药品有关的监督管理工作，主要为：

（1）卫生计生行政部门应当制定医疗机构药品临床应用质量管理的相关具体规定，并做好医疗机构药品临床应用的规范和监督管理工作，对违反规定使用药品的医疗机构进行处理。

（2）县级以上地方卫生计生行政部门负责本行政区域内处方开具、调剂、保管相关工作的监督管理。

（3）县级以上地方卫生计生行政部门负责本行政区域内医疗机构抗菌药物临床应用的监督管理。

（4）医疗机构需要使用麻醉药品和第一类精神药品的，应当经所在地设区的市级人民政府卫生计生主管部门批准，取得麻醉药品、第一类精神药品购用印鉴卡（以下称印鉴卡）。

（5）设区的市级人民政府卫生计生主管部门发给医疗机构印鉴卡时，应当将取得印鉴卡的医疗机构情况抄送所在地设区的市级药品监督管理部门，并报省、自治区、直辖市人民政府卫生计生主管部门备案。省、自治区、直辖市人民政府卫生计生主管部门应当将取得印鉴卡的医疗机构名单向本行政区域内的定点批发企业通报。

（6）县级以上地方卫生计生主管部门应当对执业医师开具麻醉药品和精神药品处方的情况进行监督检查。

(二)监督内容

1. 处方监管

对医疗机构处方日常管理情况和医务人员处方开具、调剂的情况进行监督检查,具体内容如下:

(1)医疗机构处方日常管理情况监督。主要检查建立处方点评制度及填写处方评价表情况;对处方实时动态监测及超长预警机制情况;对屡次出现不合理或违规处方的医师进行处理的情况;按规定对处方进行保存及销毁的情况。

(2)医务人员处方开具、调剂情况监督。主要检查书写、开具处方的医师处方权获得情况;调配、发药、审核处方的药学技术专业任职资格人员的资质;处方的书写、开具情况;处方的调配、发药、审核情况。

2. 麻醉药品、精神药品的管理及其处方监管

对医疗机构麻醉药品、精神药品的管理及其处方监管的情况进行监督检查,具体内容如下:

(1)医疗机构麻醉药品、精神药品日常管理情况监督。主要检查医疗机构具有核发的《印鉴卡》的情况;对麻醉药品和精神药品进行专册登记的情况;按照要求储存麻醉药品和精神药品的情况。

(2)医务人员麻醉药品、精神药品使用、处方开具情况监督。主要检查书写、开具处方的医师处方权获得情况;调配、发药、审核处方的药学技术专业任职资格人员的资质；取得麻醉药品和第一类精神药品使用培训合格证明的情况；按照规定开具麻醉药品和第一类精神药品处方的情况。

3.抗菌药物临床应用监管

主要检查医疗机构内抗菌药物管理工作机构（小组）设立情况；抗菌药物管理工作制度建立落实情况；抗菌药物管理技术支撑体系建立情况；抗菌药物处方开具、调剂权限管理情况；抗菌药物处方点评情况。

四、监督执法基本要求

（一）执法前的准备

应当明确药品使用监督的任务、方法、要求，明确检查重点，根据需要准备电脑、移动打印机等现场检查设备；现场检查笔录、卫生监督意见书、询问笔录等执法文书；谈话通知书、委托书等行政文书，以及照相机、执法记录仪等取证工具。

（二）现场监督的方法

在对医疗机构实施药品使用监督时，可以通过查阅材料、现场查看、询问等方法进行。

1.查阅材料

主要检查医疗机构和相关医务人员资质证明

材料,处方点评、抗菌药物临床应用相关各项制度的建立和执行情况等。《处方管理办法》《抗菌药物临床应用管理办法》等相关法规、规章都规定了医疗机构必须建立相应的组织、制度。《处方管理办法》规定:医疗机构应当建立处方点评制度,填写处方评价表,对处方实施动态监测及超长预警,登记并通报不合理处方,对不合理用药及时予以干预,如通过查阅处方点评工作书面记录,处方点评小组在处方点评工作过程中发现的不合理处方等,可以核查医疗机构处方点评制度的建立和执行情况。通过查阅医疗机构的处方集和基本药物目录,核查其是否建立医疗机构处方集和基本药物目录。《抗菌药物临床应用管理办法》规定:医疗机构应当建立本机构抗菌药物管理工作制度,如通过查阅医疗机构建立抗菌药物临床应用和管理实施细则、抗菌药物分级管理制度、对抗菌药物合理用药进行培训的相关书面材料等,核查抗菌药物临床应用的制度建立和执行情况。《麻醉药品和精神药品管理条例》规定:医疗机构需要使用麻醉药品,应当经所在地设区的市级人民政府卫生主管部门批准,取得麻醉药品购用印鉴卡。医疗机构应当凭印鉴卡向本省、自治区、直辖市行政区域内的定点批发企业购买麻醉药品,通过检查医疗卫生机构的印鉴卡等证明材料,来判定其在开展工作中是否具备采购麻醉药品、第一类精神药品的资格等。

2. 现场查看

主要检查医疗机构是否按照相关法律法规的要求，保管、使用麻醉药品和精神药品，麻醉药品和精神药品处方进行专册登记的情况；相关医务人员的法定资质，处方开具、书写等情况。一是对麻醉药品和精神药品保管、麻醉药品和精神药品处方进行专册登记，《麻醉药品和精神药品管理条例》规定：医疗机构对麻醉药品和第一类精神药品要进行专册登记，麻醉药品和第一类精神药品的使用单位应当设立专库或者专柜储存麻醉药品和第一类精神药品。专库应当设有防盗设施并安装报警装置；专柜应当使用保险柜。专库和专柜应当实行双人双锁管理。二是要现场查看医务人员的相关资质，明确开具、调剂处方的行为是否符合规定的工作流程要求，如医师及药师签名及专用签章式样是否留样备查，处方书写情况等。

3. 调查询问

在查处医疗机构违反法规的案件时，询问是调查取证的重要环节，通过询问医务人员和医务部门管理人员，调查了解其相关资质的取得情况、执业注册情况、处方权获得情况等，如通过对医务部门管理人员的询问,了解医疗机构是否对相关医务人员进行了专业培训、办理了执业地点注册等情况。

(三) 违法行为处理

在对医疗机构和医务人员违反药品使用管理的行为依据《处方管理办法》《麻醉药品和精神药品管理条例》等相关法律法规进行处罚的同时,也要注意法律法规之间对"医疗机构使用非卫生技术人员从事医疗卫生技术工作案"等具体相关情形的规定,应根据实际违法情形参照《执业医师法》《医疗机构管理条例》等相关法律法规进行处理。《执业医师法》第十四条第二款规定:未经医师注册取得执业证书,不得从事医师执业活动,即未依法取得执业医师资格或者执业助理医师资格,或取得资格但未经注册的人员从事医师执业活动。第三十九条规定:未经批准擅自开办医疗机构行医或者非医师行医的,由县级以上人民政府卫生行政部门予以取缔,没收其违法所得及其药品、器械,并处 10 万元以下的罚款;对医师吊销其执业证书;给患者造成损害的,依法承担赔偿责任;构成犯罪的,依法追究刑事责任。《医疗机构管理条例》第二十八条规定:医疗机构不得使用费卫生技术人员从事医疗卫生工作。第四十八条规定：违反本条例第二十八条规定，使用非卫生技术人员从事医疗卫生技术工作的，由县级以上人民政府卫生行政部门责令其限期改正，并可以处以5 000元以下的罚款，情节严重的，吊销其医疗机构执业许可证。《医疗机构管理条例实施细则》第八十一条规定：任用非卫生技术人员从事医疗卫生技术工作的，责令其立即改正，并可处以3 000元以下罚款；有任用两名以上非卫生技术人员从事诊疗活动或者任用的非卫生技术人员给患者造成伤害的，处以3 000元以上5 000元以下的罚款，并可以吊销其医疗机构执业许可证。医疗机构使用卫生技术人员从事本专业以外的诊疗活动的，按使用非卫生技术人员处理。

参考文献

[1] 徐天强等.卫生监督工作指南(第二版)[M].上海：上海科学技术出版社,2012.

[2] 徐天强等.卫生行政处罚立案证据标准与法律适用[M].上海：上海交通大学出版社,2010.

[3] 国家食品药品监督管理总局,执业药师资格认证中心.药事管理与法规(第七版·2017)[M].北京：中国医药科技出版社,2017.

[4] 卫生部食品安全综合协调与卫生监督局.医疗服务监督100问[M].上海市卫生和计划生育委员会监

督所翻印.

［5］ 中华人民共和国国家卫生和计划生育委员会.卫生部关于医疗机构药品使用监督管理权限的批复.［EB/OL］［2005 - 12 - 21］［2017 - 06 - 27］.http：//www.moh.gov.cn/mohbgt/pw10601/200804/27529.shtml.

课程二 医疗器械使用监督概述

一、医疗器械使用监督
法律法规体系

(一) 医疗器械

作为与社会公众身体健康和生命安全密切相关的一个产业领域,医疗器械涉及的范围非常广,既包含压舌板、纱布等低值易耗产品,也包含多排CT、PET－CT、超导磁共振、质子加速器等高技术、高价格的设备。各种产品风险差异大,既有直接影响生命安全的植入性器械,也有对身体健康没有直接影响的辅助器械。医疗器械的安全有效直接关系人体健康和生命安全。为加强医疗器械中大型医用设备的配置与使用管理,2004年12月31日原卫生部、国家发展和改革委员会、财政部联合制定并发布了《大型医用设备配置与使用管理办法》,对大型医用设备的配置规划和使用管理进行了相关规定。

2010 年原卫生部发布了《医疗器械临床使用安全管理规范（试行）》，对医疗器械的临床准入与评价管理、临床使用管理、临床保障管理和监督等方面作出了具体规定。

为了加强对医疗器械的监督管理，保证医疗器械的安全、有效，保障人体健康和生命安全，国务院于 2000 年 1 月 4 日发布了《医疗器械监督管理条例》，同年 4 月 1 日起施行。这是我国第一部关于医疗器械监督管理的行政法规，适用于在中华人民共和国境内从事医疗器械的研制、生产、经营、使用、监督管理的单位或者个人，标志着我国医疗器械进入了依法监督管理的新阶段。2014 年 3 月 7 日，国务院公布了经过修订的《医疗器械监督管理条例》，自 2014 年 6 月 1 日起施行。

修订后的《医疗器械监督管理条例》的实施，标志着我国医疗器械的监督管理迈入了一个新台阶，体现了医疗器械行政监管的改革与创新。

一是对医疗器械按照风险程度实行分类管理，按风险从低到高将医疗器械相应分为一、二、三类，并根据医疗器械生产经营使用情况对产品分类目录及时进行动态调整，而且要求制定调整目录的时候，要充分听取各方面的意见，参考国际医疗器械分类实践。同时完善了分类监管措施，遵循宽严有别的原则，重点监管高风险产品。在产品管理方面,明确第一类医疗器械实行产品备案管理,第二类由省一级食品药品监管部门实施产品注册管理,第三类由国家总局实施产品注册管理。在经营方面,放开了第一类医疗器械的经营,既不用获得许可,也不实施备案。对第二类医疗器械的经营实行备案管理,对第三类医疗器械的经营实行许可管理。

二是加强"事中""事后"监管,进一步简化和下放了医疗器械生产经营审批。将医疗器械的研制、生产、经营、使用四个环节统一纳入到监管范围,通过规范许可,增设医疗器械生产质量管理规范以及注册医疗器械的再评价、医疗器械的召回等制度,强化经营企业进货查验销售记录和使用单位的维修保养、使用记录等义务,基本形成了严密的、全链条的监管体系。专门设立"不良事件的处理与医疗器械的召回"一章,明确提出建立医疗器械不良事件监测、再评价、召回等上市后监管制度。医疗器械不良事件监测、再评价、召回与医疗器械生产、经营、使用质量管理体系、监督抽验等监管手段,共同形成了比较全面的、与国际医疗器械监管接轨的产品上市后监管体系,形成了产品上市前、上市后监管联动,实现了对医疗器械全生命周期的监管。

三是鼓励科研创新、严惩违法行为。总则明

确提出,国家鼓励医疗器械的研究与创新,促进医疗器械新技术的推广和应用,推动医疗器械产业的发展。条例还从优化审评审批、减轻企业负担、鼓励创新等角度进行了一系列具体制度设计,为促进医疗器械产业发展、鼓励企业做大做强提供了有力的法律依据和政策基础。为规范行业行为,促进医疗器械产业健康发展,《医疗器械监督管理条例》(国务院 650 号令)在鼓励创新的同时,细化了法律责任、调整了处罚幅度、增加了处罚种类、避免了执法空白。原条例对严重违法一般并处 2 倍至 5 倍罚款,而新条例并处 5 倍至 10 倍罚款,甚至 10 倍至 20 倍罚款,大幅度提高了违法成本,震慑作用显著增强。在查处伪造、变造、买卖、出租、出借相关医疗器械许可证件违法案件中,对行为人实施了行政处罚,但对构不成犯罪而触犯了治安管理处罚法的,新条例明确规定由公安机关进行治安处罚,填补了刑事处罚与行政处罚之间的空白,不给犯罪分子留有可乘之机,也强化了部门联合执法的打击合力。

2017 年 5 月 4 日,国务院第 680 号令,公布了《国务院关于修改〈医疗器械监督管理条例〉的决定》(以下简称《决定》),自公布之日起施行。根据《决定》,在《医疗器械监督管理条例》第三十四条中增加一款,规定医疗器械使用单位配置大型医用设备,应当符合国务院卫生计生主管部门制定的大型医用设备配置规划,与其功能定位、临床服务需求相适应,具有相应的技术条件、配套设施和具备相应资质、能力的专业技术人员,并经省级以上人民政府卫生计生主管部门批准,取得大型医用设备配置许可证。同时,《决定》规定了大型医用设备配置许可的法定条件、实施部门等内容,并规定大型医用设备目录由国务院部门提出、报国务院批准后执行。此外,根据《决定》修订后的《医疗器械监督管理条例》还强化了许可后的监督管理,规定由卫生计生主管部门对大型医用设备的使用状况进行监督和评估;发现违规使用以及与大型医用设备相关的过度检查、过度治疗等情形,要立即纠正、依法予以处理,并增设了相应的法律责任。

(二)医疗器械临床试验

为加强医疗器械临床试验管理,维护受试者权益针对医疗器械临床试验,国家食品药品监督管理局于 2003 年 12 月 22 日发布了《医疗器械临床试验规定》。2016 年 3 月 1 日国家食品药品监督管理总局和国家卫生和计划生育委员会联合发布《医疗器械临床试验管理规范》,于 2016 年 6 月 1 日起施行,《医疗器械临床试验规定》同时废止。

《医疗器械临床试验管理规范》规定省级以上食品药品监督管理部门负责对医疗器械临床试验的监督管理，卫生计生主管部门在职责范围内加强对医疗器械临床试验的管理。

二、医疗器械使用监督 执法对象和内容

根据《医疗器械监督管理条例》规定，医疗器械使用监督的执法对象主要为医疗器械使用单位，即使用医疗器械为他人提供医疗等技术服务的机构，包括取得医疗机构执业许可证的医疗机构，取得计划生育技术服务机构执业许可证的计划生育技术服务机构，以及依法不需要取得医疗机构执业许可证的血站、单采血浆站、康复辅助器具适配机构等。监督内容包括大型医用设备和其他医疗器械的使用。

三、医疗器械使用监督 执法基本要求

根据《医疗器械监督管理条例》规定，县级以上地方人民政府食品药品监督管理部门负责本行政区域的医疗器械监督管理工作，县级以上地方

人民政府有关部门在各自职责范围内负责与医疗器械有关的监督管理工作。食品药品监督管理部门和卫生计生主管部门依据各自职责，分别对使用环节的医疗器械质量和医疗器械使用行为进行监督管理。卫生计生主管部门应当对大型医用设备的使用状况进行监督和评估，发现违规使用以及与大型医用设备相关的过度检查、过度治疗等情形的，应当立即纠正，依法予以处理。

参考文献

[1] 邵玉波,苑富强.新旧医疗器械监督管理条例的差异性解析[J].中国医疗器械信息,2014,11：1-4.

[2] 关于发布《大型医用设备配置与使用管理办法》的通知,http://www.nhfpc.gov.cn/zwgk/wtwj/201304/2 dea27eafa7a4 d6eba15f25c0bda9acc.shtml.

[3] 李非,毕开顺.基于市场准入的《医疗器械监督管理条例》系统分析与评价[J].中国药学杂志,2015,50(24)：2166-2169.

[4] 李克强签署国务院令 公布《国务院关于修改〈医疗器械监督管理条例〉的决定》,http://www.gov.cn/guowuyuan/2017-05/19/content_5195319.htm.

模块二
处方管理监督

课程三　处方管理基础知识

　　处方是医师为患者防治疾病需要用药而开写的医疗文书。它是药剂调配、发药的书面依据,也是统计调剂工作量、药品消耗数量及经济金额等的原始资料,发生医疗事故或者经济问题时,又是追查医疗责任,承担法律责任的依据。因此处方具有法律上、技术上和经济上等多方面的意义,必须规范开具,认真调配,仔细核对,防止差错,并加以妥善保管。

一、处　　方

(一) 处方的定义

　　根据《处方管理办法》,处方是指由注册的执业医师和执业助理医师(以下简称医师)在诊疗活动中为患者开具的、由取得药学专业技术职务任职资格的药学专业技术人员(以下简称药师)审核、调配、核对,并作为患者用药凭证的医疗文书。处方包括医疗机构病区用药医嘱单。

(二) 处方的标准

处方标准由卫生部统一规定,处方格式由省、自治区、直辖市卫生行政部门(以下简称省级卫生行政部门)统一制定,处方由医疗机构按照规定的标准和格式印制。

(三) 处方的内容

按照卫生部统一规定的处方标准,处方由前记、正文和后记三部门组成。

前记:包括医疗机构名称、患者姓名、性别、年龄、门诊或住院病历号,科别或病区和床位号、临床诊断、开具日期等,可添列特殊要求的项目。麻醉药品和第一类精神药品处方还应当包括患者身份证明编号,代办人姓名、身份证明编号。

正文:以 Rp 或 R(拉丁文 Recipe"请取"的缩写)标示,分列药品名称、剂型、规格、数量、用法用量。此部分是处方的核心内容,直接关系到病人用药的安全有效。

后记:医师签名或者加盖专用签章,药品金额以及审核、调配,核对、发药药师签名或者加盖专用签章。

(四) 处方的颜色

普通处方的印刷用纸为白色;急诊处方印刷用

纸为淡黄色,右上角标准"急诊";儿科处方印刷用纸为淡绿色,右上角标注"儿科";麻醉药品和第一类精神药品处方印刷用纸为淡红色,右上角标注"麻、精一";第二类精神药品处方印刷用纸为白色,字为绿色,右上角标注"精二"。具体样张如图1:

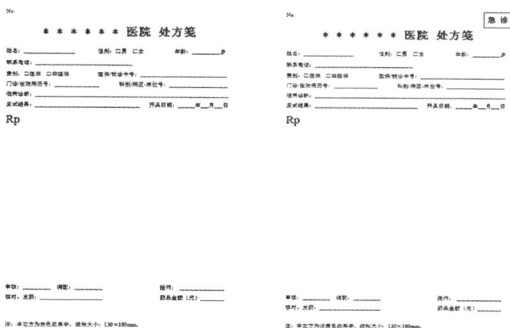

普通处方　　　　　　　　　　急诊处方

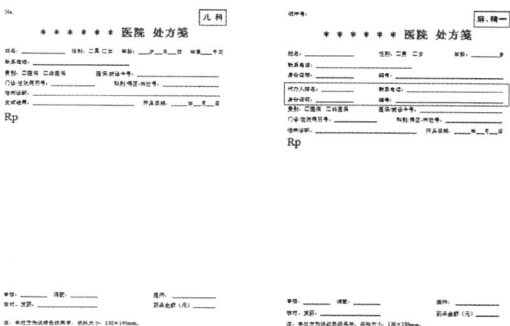

儿科处方　　　　　麻醉药品、第一类
　　　　　　　　　精神药品处方

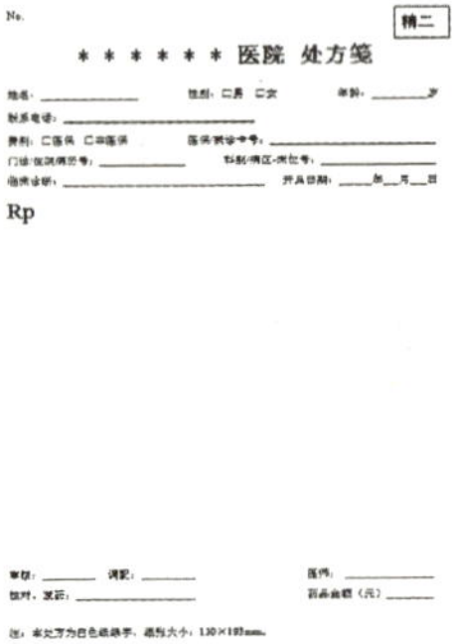

No.

精二

＊＊＊＊＊＊医院 处方笺

姓名：______ 性别：□男 □女 年龄：______岁

联系电话：______

费别：□医保 □非医保 医保/就诊卡号：______

门诊/住院病历号：______ 科别/病区-床位号：______

临床诊断：______ 开具日期：____年__月__日

Rp

审核：______ 调配：______ 医师：______

核对、发药：______ 药品金额（元）______

注：本处方为白色纸黑字，规格大小：130×193mm。

第二类精神药品处方

No.

＊＊＊＊＊＊医院中药饮片 处方笺

姓名：______ 性别：□男 □女 年龄：______岁

联系电话：______

费别：□医保 □非医保 医保/就诊卡号：______

门诊/住院病历号：______ 科别/病区-床位号：______

临床诊断：______ 开具日期：____年__月__日

Rp

审核：______ 调配：______ 医师：______

核对：______ 发药：______ 药品金额（元）______

注：本处方为白色纸黑字，规格大小：130×193mm。

中药饮片处方

图 1 各种处方样张格式

二、处方的开具、调剂和保存

（一）处方权的获得

经注册的执业医师在执业地点取得相应的处方权。

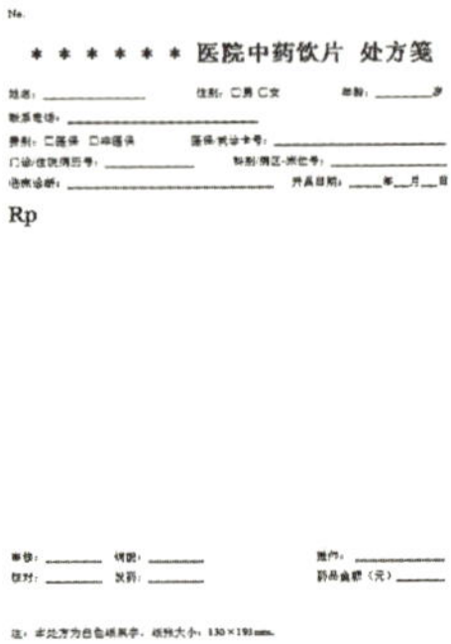

经注册的执业助理医师在医疗机构开具的处方，应当经所在执业地点执业医师签名或加盖专用签章后方有效。

经注册的执业助理医师在乡、民族乡、镇、村的医疗机构独立从事一般的职业活动，可以在注册的执业地点取得相应的处方权。

医师应当在注册的医疗机构签名留样或者专用签章备案后,方可开具处方。

试用期人员开具处方,应当经所在医疗机构有处方权的执业医师审核、并签名或加盖专用签章后方有效。

进修医师由接收进修的医疗机构对其胜任本专业工作的实际情况进行认定后授予相应的处方权。

医师出现下列情形之一的,处方权由其所在医疗机构予以取消:

（1）被责令暂停执业；

（2）考核不合格离岗培训期间；

（3）被注销、吊销执业证书；

（4）不按照规定开具处方,造成严重后果的；

（5）不按照规定使用药品,造成严重后果的；

（6）因开具处方牟取私利。

（二）处方开具

医师应当根据医疗、预防、保健需要,按照诊疗规范、药品说明书中的药品适应证、药理作用、用法、用量、禁忌、不良反应和注意事项等开具处方。

除治疗需要外,医师不得开具麻醉药品、精神药品、医疗用毒性药品和放射性药品处方。

1. 药品名称

医师开具处方应当使用经药品监督管理部门批准并公布的药品通用名称、新活性化合物的专利药品名称和复方制剂药品名称。医师开具院内制剂处方时应当使用经省级卫生行政部门审核、药品监督管理部门批准的名称。医师可以使用由国家卫计委公布的药品习惯名称开具处方。

2. 处方限量

处方一般不得超过 7 日用量；急诊处方一般不得超过 3 日用量；对于某些慢性病、老年病或特殊情况，处方用量可适当延长，但医师应当注明理由。麻醉药品、精神药品、医疗用毒性药品、放射性药品的处方用量应当严格按照国家有关规定执行。

为门（急）诊一般患者开具的麻醉药品注射剂，每张处方为一次常用量；控缓释制剂，每张处方不得超过 7 日常用量；其他剂型，每张处方不得超过 3 日常用量。第一类精神药品处方限量同麻醉药品；哌醋甲酯用于治疗儿童多动症时，每张处方不得超过 5 日常用量。第二类精神药品一般每张处方不得超过 7 日常用量；对于慢性病或某些特殊情况的患者，处方用量可以适当延长，医师应当注明理由。

为门（急）诊癌症疼痛患者和中、重度慢性疼痛患者开具的麻醉药品、第一类精神药品注射剂，每张处方不得超过 3 日常用量；控缓释制剂，每张处方不得超过 15 日常用量；其他剂型，每张处方不得超过 7 日常用量。

为住院患者开具的麻醉药品和第一类精神药品处方应当逐日开具，每张处方为 1 日常用量。

对于需要特别加强管制的麻醉药品，盐酸二氢埃托啡处方为一次常用量，仅限于二级以上医院内使用；盐酸哌替啶处方为一次常用量，仅限于医疗机构内使用。

3. 利用计算机开具、传递、调剂处方的要求

医师利用计算机开具、传递普通处方时，应当同时打印出纸质处方，其格式与手写处方一致；打印的纸质处方经签名或者加盖签章后有效。药师核发药品时，应当核对打印的纸质处方，无误后发给药品，并将打印的纸质处方与计算机传递处方同时收存备查。

4. 处方有效期

处方开具当日有效。特殊情况下需要延长有效期的，由开具处方的医师注明有效期限，但有效期最长不得超过 3 天。

(三) 处方书写

患者一般情况、临床诊断填写清晰、完整，并

与病历记载相一致。

每张处方限于一名患者的用药。

字迹清楚，不得涂改；如需修改，应当在修改处签名并注明修改日期。

药品名称应当使用规范的中文名称书写，没有中文名称的可以使用规范的英文名称书写；医疗机构或者医师、药师不得自行编制药品缩写名称或者使用代号；书写药品名称、剂量、规格、用法、用量要准确规范，药品用法可用规范的中文、英文、拉丁文或者缩写体书写，但不得使用"遵医嘱""自用"等含糊不清字句。

患者年龄应当填写实足年龄，新生儿、婴幼儿写日、月龄，必要时要注明体重。

西药和中成药可以分别开具处方，也可以开具一张处方，中药饮片应当单独开具处方。

开具西药、中成药处方，每一种药品应当另起一行，每张处方不得超过5种药品。

中药饮片处方的书写，一般应当按照"君、臣、佐、使"的顺序排列；调剂、煎煮的特殊要求注明在药品右上方，并加括号，如布包、先煎、后下等；对饮片的产地、炮制有特殊要求的，应当在药品名称之前写明。

药品用法用量应当按照药品说明书规定的常规用法用量使用，特殊情况需要超剂量使用时，应当注明原因并再次签名。

除特殊情况外,应当注明临床诊断。

开具处方后的空白处划一斜线以示处方完毕。

处方医师的签名式样和专用签章应当与院内药学部门留样备查的式样相一致,不得任意改动,否则应当重新登记留样备案。

(四) 处方调剂

1. 处方调剂的定义

处方调剂俗称配药、配方、发药,又称调配处方,是医院药学的重要工作。它是从接受处方至给患者(或护士)发药并交代和答复询问的全过程,也是药师、医师、护士、病人(或其家属)等协同活动的过程。药师根据医师处方或科室请领单,按照配方制度,及时、准确地调配和分发药剂。一方面要充分发挥调剂技术,保证配发给患者的药剂准确无误、质量优良、使用合理;另一方面是要提高配方速度,缩短患者候药时间,改进服务态度,为患者提供优质服务。调配处方必须严格按照处方调配操作规程,仔细审查处方,认真调配操作,严格监督检查,耐心讲解药物用法、用量和注意事项。

药品调剂工作是医疗机构药学部门的常规业务之一,工作量约占整个业务工作 50% ～ 70%。调剂业务不仅是直接面对患者的服务窗口,也是联系病患与医护人员的重要桥梁,其最终目的是保障临床用药安全、有效。因此,调剂工作的管理对药品使用过程的质量保证、医疗质量的优劣有重要影响。

2. 处方调剂资格要求

取得药学专业技术职务任职资格的人员方可从事处方调剂工作。

药师在执业的医疗机构取得处方调剂资格。药师签名或者专用签章式样应当在本机构留样备查。

具有药师以上专业技术职务任职资格的人员负责处方审核、评估、核对、发药以及安全用药指导;药士从事处方调配工作。

药师应当凭医师处方调剂处方药品,非经医师处方不得调剂。

药师在完成处方调剂后,应当在处方上签名或者加盖专用签章。除药品质量原因外,药品一经发出,不得退换。

(五) 处方审核

在处方调剂过程中,最关键的步骤就是药师对处方的核查。医疗机构的药剂人员调配处方,必须经过核对,对处方所列药品不得擅自更改或者代用。审核处方可分为形式上的审核和实质上的审核两部分。

1. 形式审核

药师应当认真逐项检查处方前记、正文和后记书写是否清晰、完整，并确认处方的合法性，对于不规范处方或者不能判定其合法性的处方，不得调剂。

2. 实质审核

除了形式审核外，药师还应当对处方用药适宜性进行审核：规定必须做皮试的药品，处方医师是否注明过敏试验及结果的判定；处方用药与临床诊断的相符性；剂量、用法的正确性；选用剂型与给药途径的合理性；是否有重复给药现象；是否有潜在临床意义的药物相互作用和配伍禁忌；其他用药不适宜情况。

药师经处方审核后，认为存在用药不适宜时，应当告知处方医师，请其确认或者重新开具处方。具体包括：对有配伍禁忌或者超剂量的处方，应当拒绝调配；必要时，经处方医师更正或者重新签字，方可调配（《药品管理法》第二十七条）。对有严重不合理用药或者用药错误，应当拒绝调剂，及时告知处方医师，并应当记录，按照有关规定报告（《处方管理办法》第三十六条）。

3. "四查十对"原则

药师调剂处方时必须做到"四查十对"：查处方，对科别、姓名、年龄；查药品，对药名、剂型、规格、数量；查配伍禁忌，对药品性状、用法用量；查用药合理性，对临床诊断。

4. 除麻醉药品、精神药品、医疗用毒性药品和儿科处方外，医疗机构不得限制门诊就诊人员持处方到药品零售企业购药。《国务院办公厅关于进一步改革完善药品生产流通使用政策的若干意见》规定，门诊患者可以自主选择在医疗机构或零售药店购药，医疗机构不得限制门诊患者凭处方到零售药店购药。

（六）处方保存

处方由调剂处方药品的医疗机构妥善保存。普通处方、急诊处方、儿科处方保存期限为 1 年，医疗用毒性药品、第二类精神药品处方保存期限为 2 年，麻醉药品和第一类精神药品处方保存期限为 3 年。处方保存期满后，经医疗机构主要负责人批准、登记备案，方可销毁。

三、处 方 点 评

处方点评是近年来在中国医院管理系统中发展起来的用药监管模式，是对临床处方进行统计分析，反映医疗机构处方工作的情况，为医疗机构管理层进行科学决策提供数据支持，以达到合理用药的目的。《处方管理办法》第四十四条规定：医疗机构应当建立处方点评制度，填写处方评价表，对处方实施动态监测及超常预警，登记并通报不合理处方，对不合理用药及时予以干预。为此，2010 年 2 月 10 日，原卫生部印发了《医院处方点评管理规范（试行）》《卫医管发〔2010〕28 号）。2015 年 5 月 6 日《国务院办公厅关于城市公立医院综合改革试点的指导意见》提出，采用处方点评等形式，控制抗菌药物不合理使用，强化激素类药物、抗肿瘤药物、辅助用药的临床使用干预。

（一）处方点评的定义

处方点评，是根据相关法律、技术规范，对处方书写的规范性及药物临床使用的适宜性（用药适应症、药物选择、给药途径、用法用量、药物相互作用、配伍禁忌等）进行评价，发现存在或潜在的问题，制定并实施干预和改进措施，促进临床药物合理应用的过程。

（二）处方点评的管理

医疗机构处方点评工作在医院药事管理与药物治疗学委员会（组）和医疗质量管理委员会领导下，由医疗机构医疗管理部门和药学部门共同组织实施。医院应当根据本医院的性质、功能、任务、科室设置等情况,在药物与治疗学委员会(组)下建立由医疗机构药学、临床医学、临床微生物学、医疗管理等多学科专家组成处方点评专家组,为处方点评工作提供专业技术咨询。

医疗机构药学部门成立处方点评工作小组,负责处方点评的具体工作。处方点评工作小组成员应具备以下条件:具有较丰富的临床用药经验和合理用药知识;具备相应的专业技术任职资格;二级及以上医疗机构处方点评工作小组成员应当具有中级以上药学专业技术职务任职资格,其他医院处方点评工作小组成员应当具备药师以上药学专业技术职务任职资格。

(三) 处方点评的实施

医疗机构药学部门应当会同医疗管理部门,根据医疗机构诊疗科目、科室设置、技术水平、诊疗量等实际情况,确定具体抽样方法和抽样率,其中门急诊处方的抽样率不应少于总处方量的1‰,且每月点评处方绝对数不应少于 100 张;病房(区)医嘱单的抽样率(按出院病历数计)不应少于1%,且每月点评出院病历绝对数不应少于 30 份。处方点评小组在处方点评工作中发现不合理处方,应当及时通知医疗管理部门和药学部门。

三级以上医疗机构应当逐步建立健全专项处

方点评制度。专项处方点评是医疗机构根据药事管理和药物临床应用管理的现状和存在的问题，确定点评的范围和内容，对特定的药物或特定疾病的药物(如国家基本药物、血液制品、中药注射剂、肠外营养制剂、抗菌药物、辅助治疗药物、激素等临床使用及超说明书用药、肿瘤患者和围手术期用药等)使用情况进行的处方点评。

(四) 处方点评的结果

处方点评结果分为合理处方和不合理处方两种，其中，不合理处方包括不规范处方、用药不适宜处方、超常处方。医疗机构应当对出现超常处方 3 次以上且无正当理由的医师提出警告，限制其处方权；限制处方权后，仍连续 2 次以上出现超常处方且无正当理由的，取消其处方权。

四、本市处方管理
监督基本情况

2016 年全市卫生监督机构根据《处方管理办法》等有关法律法规要求，对医疗机构日常处方点评制度的建立和执行、处方开具和调剂人员资质、处方书写规范和麻醉精神药品管理等情况进行了监督检查。本次处方管理监督检查，共检查医疗机构 1 227 户次,抽查普通处方 59 196 张,麻醉药品和第一类精神药品处方 8 246 张,第二类精神药品处方 7 864 张,病区医嘱单 2 994 份。

对医疗机构使用未取得相应资质的人员开具或调剂处方、医师未按规定开具处方等违法违规行为立案处罚 75 件,下发《责令改正通知书》32 份,《监督意见书》42 份。

(一) 处方日常管理情况

2016 年检查全市 1 035 家医疗机构的处方日常管理总体情况良好,但也存在一些不规范的情形,如 45 家医疗机构未持有《印鉴卡》使用麻醉、第一类精神药品,40 家医疗机构电脑开具处方时未同时提供纸质处方。

(二) 处方开具情况

部分医师未按规定开具处方,如 28 张处方前记填写不完整,17 张处方中药品名称剂量、规格、用法、用量填写不准确、规范。

(三) 处方调剂情况

部分药师未按规定调剂处方,如 72 张处方存在调剂药品后无签名签章的问题,19 张处方由药士审核、核对、发药。

课程四　处方管理监督

一、处方管理监督检查的依据、内容和方法

(一) 监督依据

依据《处方管理办法》《麻醉药品和精神药品管理条例》《医院处方点评管理规范(试行)》及相关规范等的规定,开展处方管理监督工作。

(二) 监督检查内容

1. 医疗机构处方日常管理情况

(1) 建立处方点评制度及填写处方评价表情况;

(2) 对处方实时动态监测及超长预警机制情况;

(3) 对屡次出现不合理或违规处方的医师进行处理的情况;

(4) 按规定对处方进行保存及销毁的情况

2. 医务人员处方开具、调剂情况

（1）书写、开具处方的医师处方权获得情况；

（2）调配、发药、审核处方的药学技术专业任职资格人员的资质；

（3）处方的书写、开具情况；

（4）处方的调配、发药、审核情况。

（三）监督检查方法

（1）检查医疗机构建立的处方点评制度，可查阅医院药学部门成立处方点评工作小组的文件，查阅相关具体工作制度。

（2）检查处方评价表，可查阅点评表格是否由医院根据本院的实际情况自行制定，其中包括处方点评小组确定的处方抽样方法，是否按照《处方点评工作表》对门急诊处方进行点评；病房（区）用药医嘱的点评是否以患者住院病历为依据，实施综合点评。检查处方评价表是否规范。

（3）检查对处方实施动态监测及超长预警和干预，可查阅处方点评工作是否有完整、准确的书面记录，是否通报临床科室和当事人，是否对不合理或违规处方的医师进行处理。处方点评小组在处方点评工作过程中发现不合理处方，是否及时通知医疗管理部门和药学部门。有条件的医院是否利用信息技术建立处方点评系统，逐步实现与医院信息系统的联网与信息共享。

（4）检查医疗机构处方集和基本药物目录，可查阅医疗机构的处方集和基本药物目录。

（5）检查处方是否按规定期限妥善保存，可抽查急诊处方、门诊处方、儿科处方等的保存时间。

（6）检查医师及药师的签名及专用签章式样在医疗机构的留样情况，可在药房查阅本机构医师及药师的签名及专用签章式样是否留样备查。

（7）检查利用计算机传递开具处方提供纸质处方的情况，可在药房查看利用计算机传递开具的处方是否同时提供纸质处方。

（8）检查按规定书写及开具处方的情况，可查阅部分急诊处方、门诊处方、儿科处方等是否注明临床诊断、处方空白处是否销空、用量是否按照要求开具，处方书写字迹是否清楚，修改处是否签名并注明日期，处方前记填写是否齐全，是否分列药品名称、剂型、规格、数量、用法用量，药品剂量书写是否符合规范，后记是否有医师签名或者加盖专用签章，中药饮片处方书写是否符合规定，每张处方是否不超过 5 种药品，处方超量是否注明理由等。

（9）检查开具处方的医师相应资质情况，可抽查部分急诊处方、门诊处方、儿科处方开具者的相应资质是否符合要求。

（10）检查调剂、审核处方的药学技术任职资格人员相应资质情况，可抽查抽查在岗药剂人员或抽查部分急诊处方、门诊处方、儿科处方上药剂人员的签名或签章，核实处方调剂后药师是否签章，是否使用取得药学专业技术任职资格的人员从事处方调剂工作。

（11）检查药师按照操作规程调剂审核处方药品的情况，可检查包括是否认真审核处方，准确调配药品，正确书写药袋或粘贴标签，注明患者姓名和药品名称、用法、用量；是否向患者交付药品时，按照药品说明书或者处方用法，进行用药交待与指导，包括每种药的用量、用法、注意事项等。

二、行政处罚违法
案由及处理

（一）处罚依据

依据《中华人民共和国执业医师法》《医疗机构管理条例》《处方管理办法》《麻醉药品和精神药品管理条例》《医院处方点评管理规范（试行）》及相关规范等的规定，对违反法律、法规、规范的医疗机构或医务人员进行行政处罚。

(二)《处方管理办法》处罚案由

1. 使用未取得处方权的人员、被取消处方权的医师开具处方

（1）适用情形。

适用于医疗机构使用取消处方权的医师（被责令暂停执业；考核不合格离岗培训期间；被注销、吊销执业证书；不按照规定开具处方，造成严重后果的；不按照规定使用药品，造成严重后果的；因开具处方谋取私利的）或未取得处方权的人员开具处方。

（2）适用依据。

违反条款：《处方管理办法》第四十七条。

处罚条款：《处方管理办法》第五十四条第（一）项；《医疗机构管理条例》第四十八条。

（3）处罚内容。

医疗机构使用未取得处方权的人员、被取消处方权的医师开具处方的，由县级以上人民政府卫生行政部门按照《医疗机构管理条例》第四十八条的规定，责令其限期改正，并可以处以 5 000 元以下的罚款；情节严重的，吊销其医疗机构执业许可证。

＊说明：医疗机构使用不具备医师资格证书或医师执业证书的人员开具处方，或除乡、民族乡、镇、村以外的医疗机构使用执业助理医师独立

开具处方的,按照《医疗机构管理条例》第四十八条规定处理,处罚裁量参照《上海市医疗机构行政处罚裁量基准》执行。

（4）裁量标准。

情形	情　节	裁　量　幅　度
一般情形	使用未变更执业地点的执业医师开具处方	使用1名处以1 500元以下罚款,使用2名处以1 500元以上2 000元以下罚款,使用3名及以上5名以下处以2 000元以上5 000元以下罚款
	使用未授予处方权的进修医师开具处方	
	使用被取消处方权的医师开具处方	使用1名处以2 000元及以上3 000元以下,使用2名及以上5名以下处以3 000元以上5 000元以下罚款
情节严重	使用5名以上未取得处方权的人员、被取消处方权的医师开具处方	吊销其《医疗机构执业许可证》
	具有《上海市卫生和计划生育行政处罚裁量适用办法》规定的从重情形	

2.使用未取得药学专业技术职务任职资格的人员从事处方调剂工作

（1）适用情形。

适用于未取得药学专业技术职务任职资格的人员从事处方调剂工作。

（2）适用依据。

违反条款：《处方管理办法》第二十九条、第四十九条。

处罚条款：《处方管理办法》第五十四条第（三）项；《医疗机构管理条例》第四十八条。

（3）处罚内容。

《处方管理办法》第五十四条第（三）项：医疗机构使用未取得药学专业技术职务任职资格的人员从事处方调剂工作的，由县级以上人民政府卫生行政部门按照《医疗机构管理条例》第四十八条的规定，责令其限期改正，并可以处以 5 000 元以下的罚款；情节严重的，吊销其医疗机构执业许可证。

（4）裁量标准。

情形	情　　节	裁量幅度
一般情形	使用 1 名未取得药学专业技术职务任职资格的人员调剂处方	处以 3 000 元以下的罚款
	使用 2 名未取得药学专业技术职务任职资格的人员从事处方调剂工作	处以 3 000 元以上 4 000 元以下的罚款
	使用 2 名以上 5 名以下未取得药学专业技术职务任职资格的人员从事处方调剂工作	处以 4 000 元以上 5 000 元以下的罚款

情形	情　　节	裁　量　幅　度
情节严重	使用 5 名以上未取得药学专业技术职务任职资格的人员从事处方调剂工作	吊销其医疗机构执业许可证
	具有《上海市卫生和计划生育行政处罚裁量适用办法》规定的从重情形	

3. 医师未取得处方权或者被取消处方权后开具药品处方

（1）适用情形。

适用于中华人民共和国领域内未取得处方权或被取消处方权（被责令暂停执业；考核不合格离岗培训期间；被注销、吊销执业证书；不按照规定开具处方，造成严重后果的；不按照规定使用药品，造成严重后果的；因开具处方谋取私利的）的医师。

（2）适用依据。

违反条款：《处方管理办法》第四十七条。

处罚条款：《处方管理办法》第五十七条第（一）项；《中华人民共和国执业医师法》第三十七条。

（3）处罚内容。

医师未取得处方权或者被取消处方权后开具药品处方的，按照《中华人民共和国中华人民共和国执业医师法》第三十七条的规定,由县级以上人民政府卫生行政部门给予警告或者责令暂停六个月以上一年以下执业活动;情节严重的,吊销其执业证书;

＊说明:具有医师资格证书但未取得医师执业证书的人员开具药品处方的,按照《中华人民共和国执业医师法》第二十九条处理,处罚裁量参照《上海市执业医师行政处罚裁量基准》执行。

（4）裁量标准。

情形	情 节	裁 量 幅 度
一般情形	未变更执业地点的执业医师开具处方	警告
	进修医师未经接收进修的医疗机构授予处方权开具处方	
	被取消处方权的医师开具处方	
	执业助理医师在乡、民族乡、镇、村以外的医疗机构独立开具处方	
	除造成患者死亡或严重伤害外,具有1种《上海市卫生和计划生育行政处罚裁量适用办法》规定的其他从重情形	责令暂停六个月及以上九个月以下执业活动
	除造成患者死亡或严重伤害外,具有2种《上海市卫生和计划生育行政处罚裁量适用办法》规定的其他从重情形	责令暂停九个月以上一年以下执业活动

情形	情　　节	裁量幅度
情节严重	除造成患者死亡或严重伤害外，具有2种以上《上海市卫生和计划生育行政处罚裁量适用办法》规定的从重情形的	吊销其执业证书
	造成患者死亡或严重伤害	

4.医师违反规定开具药品处方

（1）适用情形。

适用于具有处方权的执业医师未按照《处方管理办法》的规定开具药品处方。

（2）适用依据。

违反条款：《处方管理办法》第十四条、第十七条、第十八条、第十九条、第二十条、第二十三条、第二十四条、第二十五条、第二十六条、第二十八条。

处罚条款：《处方管理办法》第五十七条第（二）项；《中华人民共和国执业医师法》第三十七条。

（3）处罚内容。

医师未按照《处方管理办法》规定开具药品处方的，按照《中华人民共和国执业医师法》第三十七条的规定，由县级以上卫生行政部门给予警告或者责令暂停六个月以上一年以下执业活动；情节严重的,吊销其执业证书。

（4）裁量标准。

情形	情　节	裁量幅度
一般情形	医师开具处方不符合《处方管理办法》第十四条、第十七条、第十八条、第十九条、第二十条、第二十三条、第二十四条、第二十五条、第二十八条规定的	警告
	除造成患者死亡或严重伤害外,具有1种《上海市卫生和计划生育行政处罚裁量适用办法》规定的其他从重情形	责令暂停六个月及以上九个月以下执业活动
	除造成患者死亡或严重伤害外,具有2种《上海市卫生和计划生育行政处罚裁量适用办法》规定的其他从重情形	责令暂停九个月以上十二个月以下执业活动
情节严重	除造成患者死亡或严重伤害外,具有2种以上《上海市卫生和计划生育行政处罚裁量适用办法》规定的其他从重情形的	吊销其执业证书
	造成患者死亡或严重伤害	

5. 医师违反《处方管理办法》相关规定开具药品处方

（1）适用情形。

适用于具有处方权的执业医师未按照《处方管理办法》的规定开具药品处方。

（2）适用依据。

违反条款：《处方管理办法》第四条第一款、第六条、第七条、第十条、第二十一条、第四十八条。

处罚条款：《处方管理办法》第五十七条第（三）项;《中华人民共和国执业医师法》第三十七条。

（3）处罚内容。

医师违反《处方管理办法》相关规定开具药品处方的,按照《中华人民共和国执业医师法》第三十七条的规定,由县级以上卫生行政部门给予警告或者责令暂停六个月以上一年以下执业活动;情节严重的,吊销其执业证书。

（4）裁量标准。

情形	情　节	裁　量　幅　度
一般情形	医师开具处方不符合《处方管理办法》第四条第一款、第六条、第七条、第十条、第二十一条、第四十八条规定的	警告
	除造成患者死亡或严重伤害外,具有1种《上海市卫生和计划生育行政处罚裁量适用办法》规定的其他从重情形	责令暂停六个月及以上九个月以下执业活动
	除造成患者死亡或严重伤害外,具有2种《上海市卫生和计划生育行政处罚裁量适用办法》规定的其他从重情形	责令暂停九个月以上十二个月以下执业活动

情形	情 节	裁量幅度
情节严重	除造成患者死亡或其他严重伤害外,具有2种以上《上海市卫生和计划生育行政处罚裁量适用办法》规定的其他从重情形的	吊销其执业证书
	造成患者死亡或严重伤害	

6. 药师未按照规定调剂处方药品

（1）适用情形。

适用于医疗机构中的药师未按照《处方管理办法》的规定调剂处方药品

（2）适用依据。

违反条款:《处方管理办法》第二十八条、第三十一条、第三十二条、第三十三条、第三十四条、第三十五条、第三十六条、第三十七条、第三十八条、第四十条。

处罚条款:《处方管理办法》第五十八条。

（3）处罚内容。

药师未按照规定调剂处方药品,情节严重的,由县级以上卫生行政部门责令改正、通报批评,给予警告;并由所在医疗机构或者其上级单位给予纪律处分。

（4）裁量标准。

情形	情　节	裁量幅度
情节严重	具有《上海市卫生和计划生育行政处罚裁量适用办法》规定的从重情形	警告

三、处方管理监督
执法常见问题

(一)药学人员"执业资格"的概念与界定

《执业药师资格制度暂行规定》(1999年4月1日人事部、原国家药品监督管理局人发〔1999〕34号发布)第三条规定：执业药师是指经全国统一考试合格,取得执业药师资格证书并经注册登记,在药品生产、经营、使用单位中执业的药学技术人员。

《中华人民共和国药品管理法》第二十二条规定：医疗机构必须配备依法经过资格认定的药学技术人员。非药学技术人员不得直接从事药剂技术工作。

《处方管理办法》第六十一条规定："本办法所称药学专业技术人员,是指按照卫生部《卫生技术人员职务试行条例》规定,取得药学专业技术职务任职资格人员,包括主任药师、副主任药师、主管药师、药师、药士。"第二十九条规定:"取得药学专业技术职务任职资格的人员方可从事处方调剂工作。"第四十九条规定:"未取得药学专业技术职务任职资格的人员不得从事处方调剂工作。"

结合《医疗机构管理条例实施细则》和上述法规规定,药学专业技术人员的"执业资格"仍适用"资格"与"职称"选择认定原则,即无论是取得"执业药师"或者取得"药学专业职称"均视为具有合法"执业资格"。

(二) 如何理解"处方笺"后记部分"调配"("调剂")、"核对"、"发药"各栏用词含义? 上述工作分别应当由哪种人员从事?

处方笺的后记部分,有"审核""核对""发药""调配"等术语,另外,在《处方管理办法》中又出现了"调剂"的概念,卫生监督人员应对以上术语的含义有一个正确的理解和把握。具体如下:

(1)调剂。是指药学专业技术人员对人员对医师开具的处方进行审查、处理和执行的行为,包括对处方的审核、评估、核对、发药、用药安全指导和处方调配等。

(2)调配。是指药学专业技术人员(药士以上技术职称)对审核后的处方正文上记载的药名按药名、剂型、规格、数量等在药方内进行收集、配置的行为。

（3）审核。是指药学专业技术人员对处方用药适宜性进行审查的行为，其内容包括《处方管理办法》第三十五条规定的 7 种情形。

（4）核对。是指药学专业技术人员在发药前对处方记载内容进行再次检查和对比的行为，具体要求应按《处方管理办法》第三十七条的规定执行（"四查十对"）。

（5）发药。是指处方经审核、核对后，药学专业技术人员将调配好的处方药品发给患者的行为，是处方调剂的最后一个环节。

根据《处方管理办法》第三十一条的规定，在处方调剂过程中，负责处方审核、核对和发药的人员必须具有药师以上专业技术职务任职资格；从事处方调配的人员必须具有药士（或以上）专业技术职务任职资格。

（三）上海市多点执业的医师处方权的认定

2017 年 4 月 1 日实施的《医师执业注册管理办法》（国家卫生和计划生育委员会第 13 号令）规定，"在同一执业地点多个机构执业的医师，应当确定一个机构作为其主要执业机构，并向批准该机构执业的卫生计生行政部门申请注册；对于拟执业的其他机构，应当向批准该机构执业的卫生计生行政部门分别申请备案,注明所在执业机构的名称","在同一执业地点多个机构执业的医师,应当确定一个机构作为其主要执业机构,并向批准该机构执业的卫生计生行政部门申请注册;对于拟执业的其他机构,应当向批准该机构执业的卫生计生行政部门分别申请备案,注明所在执业机构的名称"。《处方管理办法》第八条规定,"经注册的执业医师在执业地点取得相应的处方权"。

上海市卫生和计划生育委员会发布《关于加强医师执业注册的通知》,指出:"《医师执业注册管理办法》实施后,在本市注册的执业医师的执业地点为'上海市',执业助理医师的执业地点为执业的医疗、预防、保健机构所在地的区级行政区划。执业医师可以注册多个执业地点(即跨省市执业注册);执业助理医师只能注册一个执业地点。"

结合上述规定,执业医师在其执业注册和备案的医疗机构获得相应的处方权。注册或备案区域未在上海市的执业医师在上海市的医疗机构开具处方视为未取得处方权开具处方。注册在执业的医疗、预防、保健机构所在区的上海市执业助理医师,跨区或未经注册开具处方的视为未取得处方权开具处方。

参考文献

［1］　徐天强等.卫生监督工作指南(第二版)［M］.上海：
　　　　上海科学技术出版社,2012.

［2］　徐天强等.卫生行政处罚立案证据标准与法律适用
　　　　［M］.上海：上海交通大学出版社,2010.

［3］　国家食品药品监督管理总局,执业药师资格认证中
　　　　心.药事管理与法规(第七版·2017)［M］.北京：中
　　　　国医药科技出版社,2017.

［4］　卫生部食品安全综合协调与卫生监督局.医疗服务
　　　　监督100问［M］.上海市卫生和计划生育委员会监
　　　　督所翻印.

模块三
麻醉药品和精神药品使用监督

课程五　麻醉药品和精神药品基础知识

　　麻醉药品、精神药品是特殊管理药品中的两类。《药品管理法》第三十五条规定："国家对麻醉药品、精神药品、医疗用毒性药品、放射性药品，实行特殊管理。"实行特殊管理，是因为这两类药品虽然与普通药品一样都具有医疗上的价值，但因其具有特殊的药理、生理作用，如果管理、使用不当将严重危害患者及公众的生命健康乃至社会的利益。因此，为了保证药品合法、安全、合理使用，防止药物滥用造成的危害，国家对这两类药品实行特殊管理。

一、麻醉药品和精神药品的概念

(一) 麻醉药品

　　麻醉药品，是指连续使用后易产生身体依赖

性,能成瘾癖的药品。例如临床上经常使用的是阿片、吗啡等麻醉性镇痛药,都是麻醉药品。值得注意的是,如果阿片、吗啡等麻醉药品不是作为医疗、科研、教学上的正当需要,而是为了嗜好,供吸毒使用,就变成了毒品而不是麻醉药品。

麻醉药品与药理上具有麻醉作用的氯仿、乙醚等全身麻醉药或者普鲁卡因、利多卡因等局部麻醉药不同,后者虽具有麻醉作用,但不会成瘾癖,所以它们一般被称作麻醉剂,不属于麻醉药品。

基于上述特点,麻醉药品具有两重性,如果管理有方、使用得当,可以治病;如果失之管理、使用不当,则会发生流弊,危害人民健康及社会治安。

《麻醉药品和精神药品管理条例》所称麻醉药品是指列入麻醉药品目录的药品和其他物质。

(二) 精神药品

精神药品是指直接作用于中枢神经系统,使之兴奋或抑制,连续使用能产生依赖性的药品。

连续应用精神药品所产生的依赖性又称药物依赖性,精神药品所产生的药物依赖性是精神依赖,不同于麻醉药品连续使用所致的身体依赖。精神依赖的特征是,为追求该药产生的欣快感,有一种连续使用某种药物的要求(但非强迫性);没有加大剂量的趋势或这种趋势很小;停药后不出现戒断症状;所引起的危害主要是用药者本人。

《麻醉药品和精神药品管理条例》所称精神药品,是指列入精神药品目录的药品和其他物质。依据精神药品使人体产生的依赖性和危害人体健康的程度,精神药品分为第一类精神药品和第二类精神药品。

(三) 非药用类麻醉药品和精神药品

非药用类麻醉药品和精神药品,是指未作为药品生产和使用,具有成瘾性或者成瘾潜力且易被滥用的物质。

2015年9月,公安部、国家食品药品监督管理总局、国家卫生计生委和国家禁毒委员会办公室联合制定了《非药用类麻醉药品和精神药品列管办法》(公通字〔2015〕27号),指出麻醉药品和精神药品按照药用类和非药用类分类列管,除麻醉药品和精神药品管理品种目录已有列管品种外,新增非药用类麻醉药品和精神药品管制品种,并在附件中列出了具体的"非药用类麻醉药品和精神药品管制品中增补目录"。具体管制品中目录的调整由国务院公安部门会同国务院食品药品监督管理部门和国务院卫生计生行政部门负责。非药用类麻醉药品和精神药品发现医药用途,调整列入药品目录的,不再列入非药用类麻醉药品和精神药品管制品种目录。对列管的非药用类麻醉药品和精神药品，禁止任何单位和个人生产、买卖、运输、使用、储存和进出口。因科研、实验需要使用非药用类麻醉药品和精神药品，在药品、医疗器械生产、检测中需要使用非药用类麻醉药品和精神药品标准品、对照品，以及药品生产过程中非药用类麻醉药品和精神药品中间体的管理，按照有关规定执行。各级公安机关和有关部门依法加强对非药用类麻醉药品和精神药品违法犯罪行为的打击处理。

二、麻醉药品和精神药品专用标志

根据《药品管理法》及相关规定，麻醉药品和精神药品的标签必须印有国务院药品监督管理部门规定的标志。国务院药品监督管理部门规定的麻醉药品的专用标志样式颜色为天蓝色与白色相间，精神药品专用标志样式颜色绿色与白色相间，具体专用标志样式见图1。

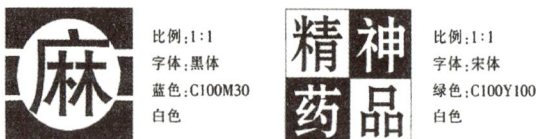

比例：1:1
字体：黑体
蓝色：C100M30
白色

比例：1:1
字体：宋体
绿色：C100Y100
白色

图1 麻醉药品和精神药品专用标志样式

三、麻醉药品和精神
药品品种范围

《麻醉药品和精神药品管理条例》第三条规定：麻醉药和精神药品目录由国务院药品监督管理部门会同国务院公安部门、国务院卫生主管部门制定、调整并公布。

根据《麻醉药品和精神药品管理条例》规定，国家食品药品监督管理总局、公安部、国家卫计委，于 2013 年 11 月 11 日联合公布《麻醉药品品种目录（2013 年版）》和《精神药品品种目录》（2013 年）（食药监药化监〔2013〕230 号），自 2014 年 1 月 1 日起施行。

（一）麻醉药品目录

2013 年版《麻醉药品品种目录》中麻醉药品共 121 个品种，其中我国生产及使用的品种及包括的制剂、提取物、提取物粉共有 27 个品种。麻醉药品品种目录具体见附表 1。

需要说明的有两点，一是我国生产和使用的品种中包括其可能存在的盐和单方制剂（除非另有规定）；二是我国生产和使用的品种中包括其可能存在的化学异构体及酯、醚（除非另有规定）。

《麻醉药品和精神药品管理条例》规定：麻醉药品目录中的罂粟壳只能用于中药饮片和中成药的生产以及医疗配方使用。

(二) 精神药品目录

《精神药品品种目录（2013 版）》共有 149 种，其中第一类精神药品 68 个品种，第二类精神药品有 81 个品种。目录由国务院药品监督管理部门会同国务院公安部门、国务院卫生主管部门制定、调整并公布。目前，目录确定的我国生产及使用精神药品共 36 种，其中第一类精神药品（目录详见附表 2）有 7 个品种，第二类精神药品（目录详见附表 3）有 29 个品种。

需要说明的有两点，一是我国生产和使用的品种中包括可能存在的盐和单方制剂（除非另有规定）；二是我国生产和使用的品种中包括其可能存在的化学异构体及醚、酯（除非另有规定）。

丁丙诺啡透皮贴剂、佐匹克隆（包括其盐、异构体和单方制剂）是新调整进入第二类精神药品目录的品种，自 2014 年 1 月 1 日起，按第二类精神药品管理。

2015 年 4 月 3 日，国家食品药品监管总局、公安部、国家卫生计生委联合发布了《关于将含可待因复方口服液体制剂列入第二类精神药品管理的公告》(2015 年第 10 号），即："根据《麻醉药品和精神药品管理条例》的有关规定，国家食品药品监管总局、公安部、国家卫生计生委决定将含可待因复方口服液体制剂（包括口服溶液剂、糖浆剂）列入第二类精神药品管理。"公告自 2015 年 5 月 1 日起施行。

四、麻醉药品和精神
药品的使用管理

（一）使用审批

（1）科学研究、教学单位需要使用麻醉药品和精神药品开展实验、教学活动的，应当经所在地省级药品监督管理部门批准，向定点批发企业或者定点生产企业购买。

（2）医疗机构需要使用麻醉药品和第一类精神药品的，应当经所在地设区的市级卫生主管部门批准，取得麻醉药品、第一类精神药品购用印鉴卡（下称印鉴卡），样张见图 2。

印鉴卡内容包括医疗机构基本情况、批准单位意见、项目变更记录和药品购买情况记录。

医疗机构应当凭印鉴卡向本省、自治区、直辖市行政区域内的定点批发企业购买麻醉药品和第一类精神药品。

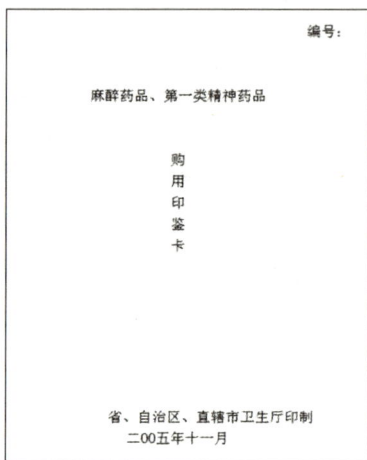

图2　麻醉药品、第一类精神药品购用印鉴卡

（3）设区的市级卫生主管部门发给医疗机构印鉴卡时,应当将取得印鉴卡的医疗机构情况抄送所在地设区的市级药品监督管理部门,并报省级卫生主管部门备案。

省级卫生主管部门应当将取得印鉴卡的医疗机构名单向本行政区域内的定点批发企业通报。

（二）印鉴卡管理

根据《麻醉药品和精神药品管理条例》,为加强对医疗机构购用麻醉药品和第一类精神药品的管理,防止麻醉药品和第一类精神药品流入非法渠道,保证医疗需求,原卫生部制定了《〈麻醉药品、第一类精神药品购用印鉴卡〉管理规定》(卫医发〔2005〕421 号)并于 2005 年 11 月 2 日发布。

根据该管理规定,医疗机构需要使用麻醉药品和第一类精神药品的,应当取得《麻醉药品、第一类精神药品购用印鉴卡》(以下简称印鉴卡),并凭印鉴卡向本省、自治区、直辖市范围内的定点批发企业购买麻醉药品和第一类精神药品。

(1)取得印鉴卡的必备条件。

医疗机构向设区的市级卫生行政部门提出办理印鉴卡,应当具备下列条件:

① 具有专职的麻醉药品和第一类精神药品管理人员。

② 有获得麻醉药品和第一类精神药品处方资格的执业医师。

③ 有保证麻醉药品和第一类精神药品安全储存的设施和管理制度。

(2)印鉴卡有效期为 3 年。印鉴卡有效期满前 3 个月,医疗机构应当向市级卫生行政部门重新提出申请。

印鉴卡有效期满需换领新卡的医疗机构,还应当提交原印鉴卡有效期期间内麻醉药品、第一类精神药品使用情况。

(3)当印鉴卡中医疗机构名称、地址、医疗机构法人代表（负责人）、医疗管理部门负责人、药学部门负责人、采购人员等项目发生变更时，医疗机构应当在变更发生之日起3日内到市级卫生行政部门办理变更手续。

（4）市级卫生行政部门自收到医疗机构变更申请之日起5日内完成印鉴卡变更手续，并将变更情况抄送所在地同级药品监督管理部门、公安机关，报省级卫生行政部门备案。

（三）处方资格及处方管理

（1）医疗机构应当按照国务院卫生主管部门的规定，对本单位执业医师进行有关麻醉药品和精神药品实用知识的培训、考核，经考核合格的，授予麻醉药品和第一类精神药品处方的资格。

执业医师取得麻醉药品和第一类精神药品的处方资格后，方可在本医疗机构开具麻醉药品和第一类精神药品处方，但不得为自己开具该类处方。

（2）医疗机构应当将具有麻醉药品处方资格的执业医师名单及其变更情况，定期报送所在地设区的市级人民政府卫生主管部门，并抄送同级药品监督管理部门。

医务人员应当根据国务院卫生主管部门制定的临床应用指导原则使用麻醉药品。

（3）具有麻醉药品和第一类精神药品处方资

格的执业医师,根据临床应用指导原则,对确需使用麻醉药品或者第一类精神药品的患者,应当满足其合理用药需求。在医疗机构就诊的癌症疼痛患者和其他危重患者得不到麻醉药品时,患者或者其亲属可以向执业医师提出申请。具有麻醉药品和第一类精神药品处方资格的执业医师认为要求合理的,应当及时为患者提供所需麻醉药品或者第一类精神药品。

（4）执业医师应当使用专用处方开具麻醉药品和精神药品,单张处方的最大用量应当符合国务院卫生主管部门的规定。

对麻醉药品和第一类精神药品处方,处方的调配人、核对人应当仔细核对,签署姓名,并予以登记;对不符合处方管理规定的,处方的调配人、核对人应当拒绝发药。

（5）麻醉药品专用处方的格式由国务院卫生主管部门规定。

（6）医疗机构应当对麻醉药品和精神药品处方进行专册登记,加强管理。麻醉药品至少保存3年,精神药品处方至少保存2年。

（7）为门（急）诊一般患者开具的麻醉药品注射剂,每张处方为一次常用量;控缓释制剂,每张处方不得超过7日常用量;其他剂型,每张处方不得超过3日常用量。第一类精神药品处方限量同麻醉药品;哌醋甲酯用于治疗儿童多动症时,每张处方不得超过 5 日常用量。第二类精神药品一般每张处方不得超过 7 日常用量;对于慢性病或某些特殊情况的患者,处方用量可以适当延长,医师应当注明理由。

为门(急)诊癌症疼痛患者和中、重度慢性疼痛患者开具的麻醉药品、第一类精神药品注射剂,每张处方不得超过 3 日常用量;控缓释制剂,每张处方不得超过 15 日常用量;其他剂型,每张处方不得超过 7 日常用量。

为住院患者开具的麻醉药品和第一类精神药品处方应当逐日开具,每张处方为 1 日常用量。

对于需要特别加强管制的麻醉药品,盐酸二氢埃托啡处方为一次常用量,仅限于二级以上医院内使用;盐酸哌替啶处方为一次常用量,仅限于医疗机构内使用。

(四) 特殊使用情况

(1)医疗机构抢救病人急需麻醉药品而本医疗机构无法提供时,可以从其他医疗机构或者定点批发企业紧急借用;抢救工作结束后,应当及时将借用情况报所在地设区的市级药品监督管理部门和卫生主管部门备案。

(2)对临床需要而市场无供应的麻醉药品,

持有医疗机构制剂许可证和印鉴卡的医疗机构需要配制制剂的,应当经所在地省、自治区、直辖市人民政府药品监督管理部门批准。医疗机构配置的麻醉药品只能在本医疗机构使用,不得对外销售。

（3）因治疗疾病需要,个人凭医疗机构出具的医疗诊断书、本人身份证明,可以携带单张处方最大用量以内的麻醉药品;携带麻醉药品出入境的,由海关根据自用、合理的原则放行。

医务人员为了医疗需要携带少量麻醉药品和精神药品出入境的,应当持有省级以上人民政府药品监督管理部门发放的携带麻醉药品和精神药品证明。海关凭携带麻醉药品和精神药品证明放行。

（4）医疗机构、戒毒机构以开展戒毒治疗为目的,可以使用美沙酮或者国家确定的其他用于戒毒治疗的麻醉药品。具体管理办法由国务院药品监督管理部门、国务院公安部门和国务院卫生主管部门制定。

（5）上市销售但尚未列入目录的药品和其他物质或者第二类精神药品发生滥用,已经造成或者可能造成严重社会危害的,国务院药品监督管理部门会同国务院公安部门、国务院卫生主管部门应当及时将该药品和该物质列入目录或者将该第二类精神药品调整为第一类精神药品。

（6）国家对麻醉药品药用原植物以及麻醉药品和精神药品实行管制。除《麻醉药品和精神药品管理条例》另有规定的外，任何单位、个人不得进行麻醉药品药用原植物的种植以及麻醉药品和精神药品的实验研究、生产、经营、使用、储存、运输等活动。

（7）发生麻醉药品和精神药品被盗、被抢、丢失或者其他流入非法渠道的情形的，案发单位应当立即采取必要的控制措施，同时报告所在地县级公安机关和药品监督管理部门。医疗机构发生上述情形的，还应当报告其主管部门。

五、麻醉药品和精神药品的储存和销毁

（一）麻醉药品和第一类精神药品的储存

1. 专库储存

定点生产企业、全国性批发企业和区域性批发企业应当设置储存麻醉药品和第一类精神药品的专库，严格执行专库储存管理规定，将麻醉药品与第一类精神药品储存在符合要求的专库中。该专库应当符合下列要求：

（1）安装专用的防盗门，实行双人双锁管理；

（2）具有相应的防火设施；

（3）具有监控设施和报警装置，报警装置应当与公安机关报警系统联网。

麻醉药品和第一类精神药品的使用单位应当设立专库或者专柜储存麻醉药品和第一类精神药品。专库应当设有防盗设施并安装报警装置；专柜应当使用保险柜。专库和专柜应当实行双人双锁管理。

2. 专人专账管理

麻醉药品药用原植物种植企业、定点生产企业、全国性批发企业和区域性批发企业、国家设立的麻醉药品储存单位以及麻醉药品和第一类精神药品的使用单位，应当配备专人负责管理工作，并建立储存麻醉药品和第一类精神药品的专用账册。专用账册的保存期限应当自药品有效期期满之日起不少于 5 年。

3. 双人验收复核

麻醉药品和第一类精神药品入库双人验收，出库双人复核，做到账物相符。

4. 不合格品处理

对因破损、变质、过期而不能销售的麻醉药品和精神药品品种，应清点登记造册，单独妥善保管，并及时向所在地县级以上药品监督管理部门申请销毁。

药品销毁必须经所在地县级以上药品监督管

理部门批准，并在其监督下销毁。药品销毁应有记录并由监销人员签字，存档备查，企业或使用单位不得擅自处理。

（二）第二类精神药品的储存

第二类精神药品经营企业应当在药品库房中设立独立的专库或者专柜储存第二类精神药品，并建立专用账册，实行专人管理。专用账册的保存期限应当自药品有效期期满之日起不少于5年。

第二类精神药品的入库、出库，必须核查数量，做到准确无误。

对因破损、变质、过期而不能销售的第二类精神药品品种，应清点登记造册，单独妥善保管，并及时向所在地县级以上药品监督管理部门申请销毁。企业不得擅自销毁。

（三）麻醉药品、精神药品的销毁

麻醉药品和精神药品的生产、经营企业和使用单位对过期、损坏的麻醉药品和精神药品应当登记造册，并向所在地县级药品监督管理部门申请销毁。药品监督管理部门应当自接到申请之日起5日内到场监督销毁。医疗机构对存放在本单位的过期、损坏麻醉药品和精神药品，应当按照本条规定的程序向卫生主管部门提出申请，由卫生主管部门负责监督销毁。

对依法收缴的麻醉药品和精神药品,除经国务院药品监督管理部门或者国务院公安部门批准用于科学研究外,应当依照国家有关规定予以销毁。

课程六　麻醉药品和精神药品使用监督

一、麻醉药品和精神药品使用监督检查的依据、内容和方法

(一) 监督检查依据

依据《处方管理办法》《麻醉药品和精神药品管理条例》及相关规范等的规定,开展麻醉药品和精神药品使用监督工作。

(二) 监督检查内容

(1) 医疗机构麻醉药品、第一类精神药品使用资质情况监督。主要检查具有核发的印鉴卡的情况;具有的印鉴卡内容与实际情况的符合程度等。

(2) 医疗机构按照要求储存麻醉药品和精神药品的情况监督。主要检查药品入库验收双人双签情况;药库配备专用保险柜和防盗设施情况;实行专人负责、专库(柜)加锁的情况等。

（3）按照规定开具、调配麻醉药品和第一类精神药品处方的情况监督。主要检查医疗机构使用麻醉药品和第一类精神药品专用处方情况；处方格式及单张处方最大限量按规定执行情况；调配人、核对人签名并登记情况等。

（4）医疗机构对麻醉药品和精神药品进行专册登记的情况监督。主要检查具有麻醉药品和精神药品的专用账册及登记内容情况；专册保存情况等。

（5）医务人员开具和调配麻醉药品和精神药品处方的资质情况监督。主要检查书写、开具处方的医师处方权获得情况；调配、发药、审核处方的药学技术专业任职资格人员的资质情况；相关人员参加麻醉药品和精神药品使用知识和规范化管理培训情况等。

（三）监督检查方法

（1）检查核发的印鉴卡情况，可检查医疗机构是否取得麻醉药品、第一类精神药品购用印鉴卡。

（2）对长期使用麻醉药品和第一类精神药品的病人，可检查是否建立了相应的病历，并让患者签署《知情同意书》。

（3）对麻醉药品和精神药品的登记情况，可查看是否对麻醉药品和精神药品建立专册登记，查看麻醉药品和精神药品相关登记专册是否有药品品种、规格、消耗量的登记,检查专用账册的保存期限。

（4）检查开具和调配麻醉药品和精神药品处方的医务人员资质情况,可抽查部分麻醉药品和第一类精神药品处方开具者是否取得医师执业资质和相关培训合格证明,抽查调剂麻醉药品和第一类精神药品处方调剂、审核者是否取得药学技术专业任职资格和相关培训合格证明。

（5）按照要求储存麻醉药品和精神药品的情况,可检查医疗机构是否设立专库或专柜储存麻醉药品和第一类精神药品、第二类精神药品,检查专柜是否有设有防盗设施并安装报警装置,专柜是否使用保险箱,专柜和专库是否实行双人双锁管理。

二、行政处罚违法
案由及处理

（一）处罚依据

依据《中华人民共和国执业医师法》《医疗机构管理条例》《处方管理办法》《麻醉药品和精神药品管理条例》及相关规范等的规定,对违反法律、法规、规范的医疗机构或医务人员进行行政处罚。

（二）处罚案由

1. 使用未取得麻醉药品和第一类精神药品处方资格的医师开具麻醉药品和第一类精神药品处方

（1）适用情形。

适用于各级各类医疗机构使用未取得麻醉药品和第一类处方资格的医师开具麻醉药品和第一类精神药品处方。

（2）适用依据。

违反条款：《处方管理办法》第四十七条。

处罚条款：《处方管理办法》第五十四条第（二）项；《医疗机构管理条例》第四十八条。

（3）处罚内容。

医疗机构使用未取得麻醉药品和第一类精神药品处方资格的医师开具麻醉药品和第一类精神药品处方的，由县级以上人民政府卫生行政部门按照《医疗机构管理条例》第四十八条的规定，责令其限期改正，并可以处以 5 000 元以下的罚款；情节严重的，吊销其医疗机构执业许可证。

（4）裁量标准。

情形	情　　节	裁 量 幅 度
一般情形	使用1名未取得麻醉药品和第一类精神药品处方资格的医师开具麻醉药品和第一类精神药品处方	处以 2 000 元以下罚款

情形	情　　节	裁量幅度
一般情形	使用2名未取得麻醉药品和第一类精神药品处方资格的医师开具麻醉药品和第一类精神药品处方	处以2 000元以上3 000元以下罚款
	使用2名以上5名以下未取得麻醉药品和第一类精神药品处方资格的医师开具麻醉药品和第一类精神药品处方	处以3 000元以上5 000元以下罚款
情节严重	使用5名以上未取得麻醉药品和第一类精神药品处方资格的医师开具麻醉药品和第一类精神药品处方	吊销其医疗机构执业许可证
	具有《上海市卫生和计划生育行政处罚裁量适用办法》规定的从重情形	

2. 未按照规定保管麻醉药品和精神药品处方或未依照规定进行专册登记

（1）适用情形。

适用于各级各类医疗机构未按照规定保管麻醉药品和精神药品处方，或者未依照规定进行专册登记的。

（2）适用依据。

违反条款：《处方管理办法》第五十条；《处方管理办法》第五十一条。

处罚条款：《处方管理办法》第五十五条；

《麻醉药品和精神药品管理条例》第七十二条第
(二)项。

（3）处罚内容。

医疗机构未按照规定保管麻醉药品和精神药
品处方,或者未依照规定进行专册登记的,按照
《麻醉药品和精神药品管理条例》第七十二条的规
定,由设区的市级卫生行政部门责令限期改正,给
予警告;逾期不改正的,处5 000元以上1万元以
下的罚款;情节严重的,吊销其印鉴卡;对直接负
责的主管人员和其他直接责任人员,依法给予降
级、撤职、开除的处分。

（4）裁量标准。

情形	情　节	裁　量　幅　度
一般情形	未按规定期限保存麻醉药品和精神药品处方	警告
	未按规定对麻醉药品和精神药品进行专册登记	
逾期不改正	具有以上1种违法情形	处以5 000元及以上7 500元以下罚款
	具有以上2种违法情形	处以7 500元以上10 000元以下罚款
情节严重	具有《上海市卫生和计划生育行政处罚裁量适用办法》规定的从重情形	吊销其印鉴卡

3. 未取得麻醉药品和第一类精神药品处方资格的医师擅自开具麻醉药品和第一类精神药品处方

（1）适用情形。

适用于具有处方权，但未经过麻醉药品和精神药品实用知识和规范化管理的培训和考核合格的执业医师擅自开具麻醉药品和第一类精神药品处方。

（2）适用依据。

违反条款：《处方管理办法》第四十七条。

处罚条款：《处方管理办法》第五十六条第（一）项；《麻醉药品和精神药品管理条例》第七十三条第二款。

（3）处罚内容。

《处方管理办法》第五十六条规定，未取得麻醉药品和第二类精神药品处方资格的医师擅自开具麻醉药品和第一类精神药品处方的，由县级以上卫生行政部门按照《麻醉药品和精神药品管理条例》第七十三条的规定予以处罚。

《麻醉药品和精神药品管理条例》第七十三条第二款规定，未取得麻醉药品和第一类精神药品处方资格的执业医师擅自开具麻醉药品和第一类精神药品处方，由县级以上人民政府卫生主管部门给予警告，暂停其执业活动；造成严重后果的,吊销其执业证书;构成犯罪的,依法追究刑事责任。

(4)裁量标准。

情形	情　节	裁 量 幅 度
一般情形	未取得麻醉药品和第一类精神药品处方资格的医师开具麻醉药品和第一类精神药品处方	警告,暂停其3个月以下执业活动
	除造成患者死亡或其他严重伤害外,具有《上海市卫生和计划生育行政处罚裁量适用办法》规定的其他从重情形	警告,暂停其3个月以上6个月以下执业活动
情节严重	造成患者死亡或严重伤害的	吊销其执业证书

4.具有麻醉药品和第一类精神药品处方医师未按照规定开具麻醉药品和第一类精神药品处方,或者未按照卫生部制定的麻醉药品和精神药品临床应用指导原则使用麻醉药品和第一类精神药品

(1)适用情形。

适用于具有处方权,并通过麻醉药品和精神药品实用知识和规范化管理培训且考核合格的执业医师。

(2)适用依据。

违反条款:《处方管理办法》第二十条、第二

十一条、第二十二条、第二十三条第一款、第二款、第二十四条、第二十五条、第二十六条。

处罚条款:《处方管理办法》第五十六条第(二)项;《麻醉药品和精神药品管理条例》第七十三条第一款。

（3）处罚内容。

《处方管理办法》第五十六条规定:具有麻醉药品和第一类精神药品处方医师未按照规定开具麻醉药品和第一类精神药品处方,或者未按照卫生部制定的麻醉药品和精神药品临床应用指导原则使用麻醉药品和第一类精神药品的,由县级以上卫生行政部门按照《麻醉药品和精神药品管理条例》第七十三条的规定予以处罚。

《麻醉药品和精神药品管理条例》第七十三条第一款规定:具有麻醉药品和第一类精神药品处方资格的执业医师,违反本条例的规定开具麻醉药品和第一类精神药品处方,或者未按照临床应用指导原则的要求使用麻醉药品和第一类精神药品的,由其所在医疗机构取消其麻醉药品和第一类精神药品处方资格;造成严重后果的,由原发证部门吊销其执业证书。执业医师未按照临床应用指导原则的要求使用第二类精神药品或者未使用专用处方开具第二类精神药品,造成严重后果的,由原发证部门吊销其执业证书。

（4）裁量标准。

情形	情　　　节	裁量幅度
情节严重	造成患者死亡或严重伤害、社会影响特别恶劣等严重后果的	吊销其执业证书

5. 取得印鉴卡的医疗机构未依照规定购买、储存麻醉药品和第一类精神药品

（1）适用情形。

适用于各级各类取得印鉴卡的医疗机构未依照规定购买、储存麻醉药品和第一类精神药品。

（2）适用依据。

违反条款：《麻醉药品和精神药品管理条例》第三十六条第一款、第四十七条、第四十八条

处罚条款：《麻醉药品和精神药品管理条例》第七十二条第（一）项。

（3）处罚内容。

取得印鉴卡的医疗机构未依照规定购买、储存麻醉药品和第一类精神药品，由设区的市级人民政府卫生主管部门责令限期改正，给予警告；逾期不改正的，处 5 000 元以上 1 万元以下的罚款；情节严重的，吊销其印鉴卡；对直接负责的主管人员和其他直接责任人员，依法给予降级、撤职、开除的处分。

6. 取得印鉴卡的医疗机构未依照规定保存麻醉药品和精神药品专用处方,或者未依照规定进行处方专册登记

(1)适用情形。

适用于各级各类取得印鉴卡的医疗机构未依照规定保存麻醉药品和精神药品专用处方,或者未依照规定进行处方专册登记

(2)适用依据。

违反条款:《麻醉药品和精神药品管理条例》第四十条第(二)款、第四十一条。

处罚条款:《麻醉药品和精神药品管理条例》第七十二条第(二)项。

(3)处罚内容。

取得印鉴卡的医疗机构未依照规定保存麻醉药品和精神药品专用处方,或者未依照规定进行处方专册登记,由设区的市级人民政府卫生主管部门责令限期改正,给予警告;逾期不改正的,处5 000元以上1万元以下的罚款;情节严重的,吊销其印鉴卡;对直接负责的主管人员和其他直接责任人员,依法给予降级、撤职、开除的处分。

7. 取得印鉴卡的医疗机构未依照规定报告麻醉药品和精神药品的进货、库存、使用数量

(1)适用情形。

适用于各级各类取得印鉴卡的医疗机构未依

照规定报告麻醉药品和精神药品的进货、库存、使用数量。

（2）适用依据。

违反条款：《麻醉药品和精神药品管理条例》第五十九条第一款。

处罚条款：《麻醉药品和精神药品管理条例》第七十二条第（三）项。

（3）处罚内容。

取得印鉴卡的医疗机构未依照规定报告麻醉药品和精神药品的进货、库存、使用数量，由设区的市级人民政府卫生主管部门责令限期改正，给予警告；逾期不改正的，处 5 000 元以上 1 万元以下的罚款；情节严重的，吊销其印鉴卡；对直接负责的主管人员和其他直接责任人员，依法给予降级、撤职、开除的处分。

8. 取得印鉴卡的医疗机构紧急借用麻醉药品和第一类精神药品后未备案

（1）适用情形。

适用于各级各类取得印鉴卡的医疗机构紧急借用麻醉药品和第一类精神药品后未备案

（2）适用依据。

违反条款：《麻醉药品和精神药品管理条例》第四十二条。

处罚条款：《麻醉药品和精神药品管理条例》

第七十二条第(四)项。

(3)处罚内容。

取得印鉴卡的医疗机构紧急借用麻醉药品和第一类精神药品后未备案,由设区的市级人民政府卫生主管部门责令限期改正,给予警告;逾期不改正的,处5 000元以上1万元以下的罚款;情节严重的,吊销其印鉴卡;对直接负责的主管人员和其他直接责任人员,依法给予降级、撤职、开除的处分。

9.取得印鉴卡的医疗机构未依照规定销毁麻醉药品和精神药品

(1)适用情形。

适用于各级各类取得印鉴卡的医疗机构未依照规定销毁麻醉药品和精神药品。

(2)适用依据。

违反条款:《麻醉药品和精神药品管理条例》第六十一条第一款。

处罚条款:《麻醉药品和精神药品管理条例》第七十二条第(五)项。

(3)处罚内容。

取得印鉴卡的医疗机构未依照规定销毁麻醉药品和精神药品,由设区的市级人民政府卫生主管部门责令限期改正,给予警告;逾期不改正的,处5 000元以上1万元以下的罚款;情节严重的,吊销其印鉴卡；对直接负责的主管人员和其他直接责任人员，依法给予降级、撤职、开除的处分。

10. 处方的调配人、核对人违反规定未对麻醉药品和第一类精神药品处方进行核对

（1）适用情形。

适用于各级各类医疗机构中的药学专业技术任职资格的人员违反规定未对麻醉药品和第一类精神药品处方进行核对。

（2）适用依据。

违反条款：《麻醉药品和精神药品管理条例》第四十条第二款。

处罚条款：《麻醉药品和精神药品管理条例》第七十三条第三款。

（3）处罚内容。

处方的调配人、核对人违反规定未对麻醉药品和第一类精神药品处方进行核对，造成严重后果的，由原发证部门吊销其执业证书。

11. 提供虚假材料、隐瞒有关情况，或者采取其他欺骗手段取得麻醉药品和精神药品的实验研究、生产、经营、使用资格

（1）适用情形。

适用于各级各类医疗机构提供虚假材料、隐瞒有关情况，或者采取其他欺骗手段取得麻醉药品和精神药品的实验研究、生产、经营、使用资格。

（2）适用依据。

违反条款：无。

处罚条款：《麻醉药品和精神药品管理条例》第七十五条。

（3）处罚内容。

提供虚假材料、隐瞒有关情况，或者采取其他欺骗手段取得麻醉药品和精神药品的实验研究、生产、经营、使用资格的，由原审批部门撤销其已取得的资格，5年内不得提出有关麻醉药品和精神药品的申请；情节严重的，处1万元以上3万元以下的罚款，有药品生产许可证、药品经营许可证、医疗机构执业许可证的，依法吊销其许可证明文件。

12. 发生麻醉药品和精神药品被盗、被抢、丢失的单位，违反规定未采取必要的控制措施或者未依照规定报告

（1）适用情形。

适用于各级各类取得印鉴卡的医疗机构发生麻醉药品和精神药品被盗、被抢、丢失的单位，违反规定未采取必要的控制措施或者未依照规定报告。

（2）适用依据。

违反条款：《麻醉药品和精神药品管理条例》第六十四条第一款。

处罚条款：《麻醉药品和精神药品管理条例》

第八十条。

（3）处罚内容。

发生麻醉药品和精神药品被盗、被抢、丢失案件的单位,违反本条例的规定未采取必要的控制措施或者未依照本条例的规定报告的,由药品监督管理部门和卫生主管部门依照各自职责,责令改正,给予警告;情节严重的,处5000元以上1万元以下的罚款;有上级主管部门的,由其上级主管部门对直接负责的主管人员和其他直接责任人员,依法给予降级、撤职的处分。

13. 依法取得麻醉药品药用原植物或者麻醉药品和精神药品实验研究、生产、经营、使用、运输等资格的单位,倒卖、转让、出租、出借、涂改其麻醉药品和精神药品许可证明文件

（1）适用情形。

适用于各级各类取得印鉴卡的医疗机构依法取得麻醉药品药用原植物或者麻醉药品和精神药品实验研究、生产、经营、使用、运输等资格,倒卖、转让、出租、出借、涂改其麻醉药品和精神药品许可证明文件。

（2）适用依据。

违反条款：无。

处罚条款：《麻醉药品和精神药品管理条例》第八十一条。

（3）处罚内容。

依法取得麻醉药品药用原植物种植或者麻醉药品和精神药品实验研究、生产、经营、使用、运输等资格的单位，倒卖、转让、出租、出借、涂改其麻醉药品和精神药品许可证明文件的，由原审批部门吊销相应许可证明文件，没收违法所得；情节严重的，处违法所得2倍以上5倍以下的罚款；没有违法所得的，处2万元以上5万元以下的罚款；构成犯罪的，依法追究刑事责任。

14. 违反规定致使麻醉药品和精神药品流入非法渠道造成危害

（1）适用情形。

适用于各级各类取得印鉴卡的医疗机构违反规定致使麻醉药品和精神药品流入非法渠道造成危害。

（2）适用依据。

违反条款：无。

处罚条款：《麻醉药品和精神药品管理条例》第八十二条第一款、第二款。

（3）处罚内容。

违反本条例的规定，致使麻醉药品和精神药品流入非法渠道造成危害，构成犯罪的，依法追究刑事责任；尚不构成犯罪的，由县级以上公安机关处5万元以上10万元以下的罚款；有违法所得的,没收违法所得;情节严重的,处违法所得 2 倍以上 5 倍以下的罚款;由原发证部门吊销其药品生产、经营和使用许可证明文件。

药品监督管理部门、卫生主管部门在监督管理工作中发现前款规定情形的,应当立即通报所在地同级公安机关,并依照国家有关规定,将案件以及相关材料移送公安机关。

三、麻醉药品和精神药品监督执法常见问题

(一) 中医医师能否开具麻醉药品处方?

《麻醉药品和精神药品管理条例》第三十八条规定:"医疗机构应当按照国务院卫生主管部门的规定,对本单位执业医师进行有关麻醉药品和精神药品使用知识的培训、考核,经考核合格的,授予麻醉药品和第一类精神药品处方资格。执业医师取得麻醉药品和第一类精神药品的处方资格后,方可在本医疗机构开具麻醉药品和第一类精神药品处方,但不得为自己开具该种处方。

医疗机构应当将具有麻醉药品和第一类精神药品处方资格的执业医师名单及其变更情况,定期报送所在地社区的市级人民政府卫生主管部门,并抄送同级药品监督管理部门。

医务人员应当根据国务院卫生主管部门制订的临床应用指导原则,使用麻醉药品和精神药品。"

《处方管理办法》第十一条规定:"医疗机构应当按照有关规定,对本机构执业医师和药师进行麻醉药品和精神药品实用知识和规范化管理的培训。执业医师经考核合格够取得麻醉药品和第一类精神药品的处方权,药师经考核合格后取得麻醉药品和第一类精神药品调剂资格。

医师取得麻醉药品和第一类精神药品处方后,方可在本机构开具麻醉药品和第一类精神药品处方,但不得为自己开具该类药品处方。要是去的麻醉药品和第一类精神药品调剂资格后,方可在本医疗机构调剂麻醉药品和第一类精神药品。"

《卫生部关于麻精药品管理有关问题的批复》(卫医政函〔2010〕187号),"甘肃省卫生厅:你厅关于《麻精药品管理有关问题的请示》(甘卫医政便函〔2010〕26号)收悉,经研究,现批复如下:

可以取得麻醉药品、精神药品处方权的执业医师类别为临床、口腔和中医"。

因此,中医医师可以开具麻醉药品处方,但是必须经医疗机构考核合格取得麻醉药品和第一类精神药品的处方权后,方能开具。

附表 1 麻醉药品品种目录 (2013 年版)

序号	中文名	英文名	CAS号	备注
1	醋托啡	Acetorphine	25333 - 77 - 1	
2	乙酰阿法甲基芬太尼	Acetyl-alpha-methylfentanyl	101860 - 00 - 8	
3	醋美沙多	Acetylmethadol	509 - 74 - 0	
4	阿芬太尼	Alfentanil	71195 - 58 - 9	
5	烯丙罗定	Allylprodine	25384 - 17 - 2	
6	阿醋美沙多	Alphacetylmethadol	17199 - 58 - 5	
7	阿法美罗定	Alphameprodine	468 - 51 - 9	
8	阿法美沙多	Alphamethadol	17199 - 54 - 1	
9	阿法甲基芬太尼	Alpha-methylfentanyl	79704 - 88 - 4	
10	阿法甲基硫代芬太尼	Alpha-methylthiofentanyl	103963 - 66 - 2	
11	阿法罗定	Alphaprodine	77 - 20 - 3	
12	阿尼利定	Anileridine	144 - 14 - 9	

序号	中文名	英文名	CAS号	备注
13	苯替啶	Benzethidine	3691 - 78 - 9	
14	苯吗啡	Benzylmorphine	36418 - 34 - 5	
15	倍醋美沙多	Betacetylmethadol	17199 - 59 - 6	
16	倍他羟基芬太尼	Beta-hydroxyfentanyl	78995 - 10 - 5	
17	倍他羟基-3-甲基芬太尼	Beta-hydroxy-3-methylfentanyl	78995 - 14 - 9	
18	倍他美罗定	Betameprodine	468 - 50 - 8	
19	倍他美沙多	Betamethadol	17199 - 55 - 2	
20	倍他罗定	Betaprodine	468 - 59 - 7	
21	贝齐米特	Bezitramide	15301 - 48 - 1	
22	大麻和大麻树脂与大麻浸膏和酊	Cannabis and Cannabis Resin and Extracts and Tinctures of Cannabis	8063 - 14 - 7 6465 - 30 - 1	

序号	中文名	英文名	CAS号	备注
23	氯尼他秦	Clonitazene	3861 - 76 - 5	
24	古柯叶	Coca Leaf		
25	可卡因*	Cocaine	50 - 36 - 2	
26	可多克辛	Codoxime	7125 - 76 - 0	
27	罂粟浓缩物*	Concentrate of Poppy Straw		包括罂粟果提取物*，罂粟果提取物粉*
28	地索吗啡	Desomorphine	427 - 00 - 9	
29	右吗拉胺	Dextromoramide	357 - 56 - 2	
30	地恩丙胺	Diampromide	552 - 25 - 0	
31	二乙噻丁	Diethylthiambutene	86 - 14 - 6	
32	地芬诺辛	Difenoxin	28782 - 42 - 5	
33	二氢埃托啡*	Dhydroetorphine	14357 - 76 - 7	

序号	中文名	英文名	CAS号	备注
34	双氢吗啡	Dihydromorphine	509-60-4	
35	地美沙多	Dimenoxadol	509-78-4	
36	地美庚醇	Dimepheptanol	545-90-4	
37	二甲噻丁	Dimethylthiambutene	524-84-5	
38	吗苯丁酯	Dioxaphetyl Butyrate	467-86-7	
39	地芬诺酯*	Diphenoxylate	915-30-0	
40	地匹哌酮	Dipipanone	467-83-4	
41	羟蒂巴酚	Drotebanol	3176-03-2	
42	芽子碱	Ecgonine	481-37-8	
43	乙甲噻丁	Ethylmethylthiambutene	441-61-2	
44	依托尼秦	Etonitazene	911-65-9	
45	埃托啡	Etorphine	14521-96-1	

序号	中文名	英文名	CAS号	备注
46	依托利定	Etoxeridine	469 – 82 – 9	
47	芬太尼*	Fentanyl	437 – 38 – 7	
48	呋替啶	Furethidine	2385 – 81 – 1	
49	海洛因	Heroin	561 – 27 – 3	
50	氢可酮*	Hydrocodone	125 – 29 – 1	
51	氢吗啡醇	Hydromorphinol	2183 – 56 – 4	
52	氢吗啡酮*	Hydromorphone	466 – 99 – 9	
53	羟哌替啶	Hydroxypethidine	468 – 56 – 4	
54	异美沙酮	Isomethadone	466 – 40 – 0	
55	凯托米酮	Ketobemidone	469 – 79 – 4	
56	左美沙芬	Levomethorphan	125 – 70 – 2	
57	左吗拉胺	Levomoramide	5666 – 11 – 5	

序号	中文名	英文名	CAS号	备注
58	左芬啡烷	Levophenacylmorphan	10061 - 32 - 2	
59	左啡诺	Levorphanol	77 - 07 - 6	
60	美他佐辛	Metazocine	3734 - 52 - 9	
61	美沙酮*	Methadone	76 - 99 - 3	
62	美沙酮中间体	Methadone Intermediate	125 - 79 - 1	4 - 氰基 - 2 - 二甲氨基 - 4,4 - 二苯基丁烷
63	甲地索啡	Methyldesorphine	16008 - 36 - 9	
64	甲二氢吗啡	Methyldihydromorphine	509 - 56 - 8	
65	3 - 甲基芬太尼	3-Methylfentanyl	42045 - 86 - 3	
66	3 - 甲基硫代芬太尼	3-Methylthiofentanyl	86052 - 04 - 2	
67	美托酮	Metopon	143 - 52 - 2	
68	吗拉胺中间体	Moramide Intermediate	3626 - 55 - 9	2 - 甲基 - 3 - 吗啉基 - 1,1 - 二苯基丁酸

序号	中文名	英文名	CAS号	备注
69	吗哌利定	Morpheridine	469 – 81 – 8	
70	吗啡*	Morphine	57 – 27 – 2	包括吗啡阿托品注射液*
71	吗啡甲溴化物	Morphine Methobromide	125 – 23 – 5	包括其他五价氮吗啡衍生物，特别包括吗啡-N-氧化物，其中一种是可待因-N-氧化物
72	吗啡-N-氧化物	Morphine-N-oxide	639 – 46 – 3	
73	1-甲基-4-苯基-4-哌啶丙酸酯	1-Methyl-4-phenyl-4-piperidinol propionate（ester）	13147 – 09 – 6	MPPP
74	麦罗啡	Myrophine	467 – 18 – 5	
75	尼可吗啡	Nicomorphine	639 – 48 – 5	
76	诺美沙多	Noracymethadol	1477 – 39 – 0	

（续表）

序号	中文名	英文名	CAS号	备注
77	去甲左啡诺	Norlevorphanol	1531 - 12 - 0	
78	去甲美沙酮	Normethadone	467 - 85 - 6	
79	去甲吗啡	Normorphine	466 - 97 - 7	
80	诺匹哌酮	Norpipanone	561 - 48 - 8	
81	阿片*	Opium	8008 - 60 - 4	包括复方樟脑酊*、阿桔片*
82	奥列巴文	Oripavine	467 - 04 - 9	
83	羟考酮*	Oxycodone	76 - 42 - 5	
84	羟吗啡酮	Oxymorphone	76 - 41 - 5	
85	对氟芬太尼	Para-fluorofentanyl	90736 - 23 - 5	
86	哌替啶*	Pethidine	57 - 42 - 1	
87	哌替啶中间体 A	Pethidine Intermediate A	3627 - 62 - 1	4 - 氰基 - 1 - 甲基 - 4 - 苯基哌啶

序号	中文名	英文名	CAS号	备注
88	哌替啶中间体 B	Pethidine Intermediate B	77-17-8	4-苯基哌啶-4-羧酸乙酯
89	哌替啶中间体 C	Pethidine Intermediate C	3627-48-3	1-甲基-4-苯基哌啶-4-羧酸
90	苯吗庚酮	Phenadoxone	467-84-5	
91	非那丙胺	Phenampromide	129-83-9	
92	非那佐辛	Phenazocine	127-35-5	
93	1-苯乙基-4-苯基-4-哌啶乙酸酯	1-Phenethyl-4-phenyl-4-piperidinol acetate (ester)	64-52-8	PEPAP
94	非诺啡烷	Phenomorphan	468-07-5	
95	苯哌利定	Phenoperidine	562-26-5	
96	匹米诺定	Piminodine	13495-09-5	
97	哌腈米特	Piritramide	302-41-0	
98	普罗庚嗪	Proheptazine	77-14-5	

序号	中文名	英文名	CAS号	备注
99	丙哌利定	Properidine	561 - 76 - 2	
100	消旋甲啡烷	Racemethorphan	510 - 53 - 2	
101	消旋吗拉胺	Racemoramide	545 - 59 - 5	
102	消旋啡烷	Racemorphan	297 - 90 - 5	
103	瑞芬太尼*	Remifentanil	132875 - 61 - 7	
104	舒芬太尼*	Sufentanil	56030 - 54 - 7	
105	醋氢可酮	Thebacon	466 - 90 - 0	
106	蒂巴因*	Thebaine	115 - 37 - 7	
107	硫代芬太尼	Thiofentanyl	1165 - 22 - 6	
108	替利定	Tilidine	20380 - 58 - 9	
109	三甲利定	Trimeperidine	64 - 39 - 1	
110	醋氢可待因	Acetyldihydrocodeine	3861 - 72 - 1	
111	可待因*	Codeine	76 - 57 - 3	

序号	中文名	英文名	CAS号	备注
112	右丙氧芬*	Dextropropoxyphene	469－62－5	
113	双氢可待因*	Dihydrocodeine	125－28－0	
114	乙基吗啡*	Ethylmorphine	76－58－4	
115	尼可待因	Nicocodine	3688－66－2	
116	烟氢可待因	Nicodicodine	808－24－2	
117	去甲可待因	Norcodeine	467－15－2	
118	福尔可定*	Pholcodine	509－67－1	
119	丙吡兰	Propiram	15686－91－6	
120	布桂嗪*	Bucinnazine		
121	罂粟壳*	Poppy Shell		

注：1. 上述品种包括其可能存在的盐和单方制剂（除非另有规定）。
2. 上述品种包括其可能存在的异构体、酯及醚（除非另有规定）。
3. 品种目录中有*的麻醉药品为我国生产及使用的品种。

附表 2　第一类精神药品品种目录（2013 年版）

序号	中文名	英文名	CAS号	备注
1	布苯丙胺	Brolamfetamine	64638 - 07 - 9	DOB
2	卡西酮	Cathinone	71031 - 15 - 7	
3	二乙基色胺	3 - [2 - (Diethylamino)ethyl]indole	7558 - 72 - 7	DET
4	二甲氧基安非他明	(±) - 2,5 - Dimethoxy-alpha-methylphenethylamine	2801 - 68 - 5	DMA
5	(1,2 - 二甲基庚基)羟基四氢甲基二苯并吡喃	3 - (1,2 - dimethylheptyl) - 7,8,9,10 - tetrahydro - 6,6,9 - trimethyl - 6Hdibenzo[b,d]pyran - 1-ol	32904 - 22 - 6	DMHP
6	二甲基色胺	3 - [2 - (Dimethylamino)ethyl]indole	61 - 50 - 7	DMT
7	二甲氧基乙基安非他明	(±) - 4 - ethyl - 2,5 - dimethoxy - α -methylphenethylamine	22139 - 65 - 7	DOET
8	乙环利定	Eticyclidine	2201 - 15 - 2	PCE
9	乙色胺	Etryptamine	2235 - 90 - 7	

序号	中文名	英文名	CAS号	备注
10	羟芬胺	(±)-N-[alpha-methyl-3,4-(methylenedioxy)phenethyl]hydroxylamine	74698-47-8	N-hydroxy MDA
11	麦角二乙胺	(+)-Lysergide	50-37-3	LSD
12	乙芬胺	(±)-N-ethyl-alpha-methyl-3,4-(methylenedioxy)phenethylamine	82801-81-8	N-ethyl MDA
13	二亚甲基双氧安非他明	(±)-N,alpha-dimethyl-3,4-(methylene-dioxy)phenethylamine	42542-10-9	MDMA
14	麦司卡林	Mescaline	54-04-6	
15	甲卡西酮	Methcathinone	5650-44-2（右旋体），49656-78-2（右旋体盐酸盐），112117-24-5（左旋体），66514-93-0（左旋体盐酸盐）	

序号	中文名	英文名	CAS号	备注
16	甲米雷司	4-Methylaminorex	3568 – 94 – 3	
17	甲羟芬胺	5-methoxy-α-methyl- 3,4-(methylenedioxy)phenethylamine	13674 – 05 – 0	MMDA
18	4-甲基硫基安非他明	4-Methylthioamfetamine	14116 – 06 – 4	
19	六氢大麻酚	Parahexyl	117 – 51 – 1	
20	副甲氧基安非他明	P-methoxy-alpha-methylphenethylamine	64 – 13 – 1	PMA
21	赛洛新	Psilocine	520 – 53 – 6	
22	赛洛西宾	Psilocybine	520 – 52 – 5	
23	咯环利定	Rolicyclidine	2201 – 39 – 0	PHP
24	二甲氧基甲苯异丙胺	2,5-Dimethoxy-alpha,4-dimethylphenethylamine	15588 – 95 – 1	STP
25	替苯丙胺	Tenamfetamine	4764 – 17 – 4	MDA

序号	中 文 名	英 文 名	CAS 号	备 注
26	替诺环定	Tenocyclidine	21500 − 98 − 1	TCP
27	四氢大麻酚	Tetrahydrocannabinol		包括同分异构体及其立体化学变体
28	三甲氧基安非他明	(±)-3,4,5-Trimethoxy-alpha-methylphenethylamine	1082 − 88 − 8	TMA
29	苯丙胺	Amfetamine	300 − 62 − 9	
30	氨奈普汀	Amineptine	57574 − 09 − 1	
31	2,5 −二甲基− 4 −溴苯乙胺	4-Bromo-2,5-dimethoxyphenethylamine	66142 − 81 − 2	2-CB
32	右苯丙胺	Dexamfetamine	51 − 64 − 9	
33	屈大麻酚	Dronabinol	1972 − 08 − 3	δ − 9 −四氢大麻酚及其立体化学异构体

序号	中文名	英文名	CAS号	备注
34	芬乙茶碱	Fenetylline	3736－08－1	
35	左苯丙胺	Levamfetamine	156－34－3	
36	左甲苯丙胺	Levomethamfetamine	33817－09－3	
37	甲氯喹酮	Mecloqualone	340－57－8	
38	去氧麻黄碱	Metamfetamine	537－46－2	
39	去氧麻黄碱外消旋体	Metamfetamine Racemate	7632－10－2	
40	甲喹酮	Methaqualone	72－44－6	
41	哌醋甲酯*	Methylphenidate	113－45－1	
42	苯环利定	Phencyclidine	77－10－1	PCP
43	芬美曲秦	Phenmetrazine	134－49－6	
44	司可巴比妥*	Secobarbital	76－73－3	
45	齐培丙醇	Ziperprol	34758－83－3	

序号	中 文 名	英 文 名	CAS号	备 注
46	安非拉酮	Amfepramone	90 - 84 - 6	
47	苄基哌嗪	Benzylpiperazine	2759 - 28 - 6	BZP
48	丁丙诺啡*	Buprenorphine	52485 - 79 - 7	
49	1 - 丁基 - 3 - (1 - 萘甲酰基)吲哚	1-Butyl-3-(1-naphthoyl) Indole	208987 - 48 - 8	JWH - 073
50	恰特草	Catha edulis Forssk		Khat
51	2,5 - 二甲氧基 - 4 - 碘苯乙胺	2,5-Dimethoxy-4-iodophenethylamine	69587 - 11 - 7	2C - I
52	2,5 - 二甲氧基苯乙胺	2,5-Dimethoxyphenethylamine	3600 - 86 - 0	2C - H
53	二甲基安非他明	Dimethylamfetamine	4075 - 96 - 1	
54	依他喹酮	Etaqualone	7432 - 25 - 9	
55	[1 - (5 - 氟戊基) - 1H - 吲哚 - 3 - 基] (2 - 碘苯基)甲酮	(1-(5-Fluoropentyl)-3-(2-iodobenzoyl) indole)	335161 - 03 - 0	AM - 694

序号	中文名	英文名	CAS号	备注
56	1－(5－氟戊基)－3－(1－萘甲酰基)－1H－吲哚	1-(5-Fluoropentyl)-3-(1-naphthoyl)indole	335161－24－5	AM－2201
57	γ－羟丁酸*	Gamma-hydroxybutyrate	591－81－1	GHB
58	氯胺酮*	Ketamine	6740－88－1	
59	马吲哚*	Mazindol	22232－71－9	
60	2－(2－甲氧基苯基)－1－(1－戊基－1H－吲哚－3－基)乙酮	2-(2-Methoxyphenyl)-1-(1-pentyl-1H-indol-3-yl)ethanone	864445－43－2	JWH－250
61	亚甲基二氧吡咯戊酮	Methylenedioxypyrovalerone	687603－66－3	MDPV
62	4－甲基乙卡西酮	4-Methylethcathinone	1225617－18－4	4－MEC
63	4－甲基甲卡西酮	4-Methylmethcathinone	5650－44－2	4－MMC
64	3,4－亚甲二氧基甲卡西酮	3,4-Methylenedioxy-N-methylcathinone	186028－79－5	Methylone

序号	中文名	英文名	CAS号	备注
65	莫达非尼	Modafinil	68693 - 11 - 8	
66	1-戊基-3-(1-萘甲酰基)吲哚	1-Pentyl-3- (1-naphthoyl) indole	209414 - 07 - 3	JWH - 018
67	他喷他多	Tapentadol	175591 - 23 - 8	
68	三唑仑*	Triazolam	28911 - 01 - 5	

附表3 第二类精神药品品种目录(2013年版)

序号	中文名	英文名	CAS号	备注
1	异戊巴比妥*	Amobarbital	57 - 43 - 2	
2	布他比妥	Butalbital	77 - 26 - 9	
3	去甲伪麻黄碱	Cathine	492 - 39 - 7	
4	环己巴比妥	Cyclobarbital	52 - 31 - 3	

序号	中文名	英文名	CAS号	备注
5	氟硝西泮	Flunitrazepam	1622 - 62 - 4	
6	格鲁米特*	Glutethimide	77 - 21 - 4	
7	喷他佐辛*	Pentazocine	55643 - 30 - 6	
8	戊巴比妥*	Pentobarbital	76 - 74 - 4	
9	阿普唑仑*	Alprazolam	28981 - 97 - 7	
10	阿米雷司	Aminorex	2207 - 50 - 3	
11	巴比妥*	Barbital	57 - 44 - 3	
12	苯非他明	Benzfetamine	156 - 08 - 1	
13	溴西泮	Bromazepam	1812 - 30 - 2	
14	溴替唑仑	Brotizolam	57801 - 81 - 7	
15	丁巴比妥	Butobarbital	77 - 28 - 1	
16	卡马西泮	Camazepam	36104 - 80 - 0	

序号	中文名	英文名	CAS号	备注
17	氯氮卓	Chlordiazepoxide	58 – 25 – 3	
18	氯巴占	Clobazam	22316 – 47 – 8	
19	氯硝西泮*	Clonazepam	1622 – 61 – 3	
20	氯拉卓酸	Clorazepate	23887 – 31 – 2	
21	氯噻西泮	Clotiazepam	33671 – 46 – 4	
22	氯噁唑仑	Cloxazolam	24166 – 13 – 0	
23	地洛西泮	Delorazepam	2894 – 67 – 9	
24	地西泮*	Diazepam	439 – 14 – 5	
25	艾司唑仑*	Estazolam	29975 – 16 – 4	
26	乙氯维诺	Ethchlorvynol	113 – 18 – 8	
27	炔己蚁胺	Ethinamate	126 – 52 – 3	
28	氯氟卓乙酯	Ethyl Loflazepate	29177 – 84 – 2	

序号	中 文 名	英 文 名	CAS 号	备 注
29	乙非他明	Etilamfetamine	457－87－4	
30	芬坎法明	Fencamfamin	1209－98－9	
31	芬普雷司	Fenproporex	16397－28－7	
32	氟地西泮	Fludiazepam	3900－31－0	
33	氟西泮*	Flurazepam	17617－23－1	
34	哈拉西泮	Halazepam	23092－17－3	
35	卤沙唑仑	Haloxazolam	59128－97－1	
36	凯他唑仑	Ketazolam	27223－35－4	
37	利非他明	Lefetamine	7262－75－1	SPA
38	氯普唑仑	Loprazolam	61197－73－7	
39	劳拉西泮*	Lorazepam	846－49－1	
40	氯甲西泮	Lormetazepam	848－75－9	

（续表）

序号	中 文 名	英 文 名	CAS号	备 注
41	美达西泮	Medazepam	2898 - 12 - 6	
42	美芬雷司	Mefenorex	17243 - 57 - 1	
43	甲丙氨酯*	Meprobamate	57 - 53 - 4	
44	美素卡	Mesocarb	34262 - 84 - 5	
45	甲苯巴比妥	Methylphenobarbital	115 - 38 - 8	
46	甲乙哌酮	Methyprylon	125 - 64 - 4	
47	咪达唑仑*	Midazolam	59467 - 70 - 8	
48	尼美西泮	Nimetazepam	2011 - 67 - 8	
49	硝西泮*	Nitrazepam	146 - 22 - 5	
50	去甲西泮	Nordazepam	1088 - 11 - 5	
51	奥沙西泮*	Oxazepam	604 - 75 - 1	

序号	中文名	英文名	CAS号	备注
52	奥沙唑仑	Oxazolam	24143 - 17 - 7	
53	匹莫林*	Pemoline	2152 - 34 - 3	
54	苯甲曲秦	Phendimetrazine	634 - 03 - 7	
55	苯巴比妥*	Phenobarbital	50 - 06 - 6	
56	芬特明	Phentermine	122 - 09 - 8	
57	匹那西泮	Pinazepam	52463 - 83 - 9	
58	哌苯甲醇	Pipradrol	467 - 60 - 7	
59	普拉西泮	Prazepam	2955 - 38 - 6	
60	吡咯戊酮	Pyrovalerone	3563 - 49 - 3	
61	仲丁比妥	Secbutabarbital	125 - 40 - 6	
62	替马西泮	Temazepam	846 - 50 - 4	

序号	中 文 名	英 文 名	CAS号	备 注
63	四氢西泮	Tetrazepam	10379 - 14 - 3	
64	乙烯比妥	Vinylbital	2430 - 49 - 1	
65	唑吡坦*	Zolpidem	82626 - 48 - 0	
66	阿洛巴比妥	Allobarbital	58 - 15 - 1	
67	丁丙诺啡透皮贴剂*	Buprenorphine Transdermal patch		
68	布托啡诺及其注射剂*	Butorphanol and its injection	42408 - 82 - 2	
69	咖啡因*	Caffeine	58 - 08 - 2	
70	安钠咖*	Caffeine Sodium Benzoate		CNB
71	右旋芬氟拉明	Dexfenfluramine	3239 - 44 - 9	
72	地佐辛及其注射剂*	Dezocine and Its Injection	53648 - 55 - 8	
73	麦角胺咖啡因片*	Ergotamine and Caffeine Tablet	379 - 79 - 3	

序号	中 文 名	英 文 名	CAS号	备 注
74	芬氟拉明	Fenfluramine	458 – 24 – 2	
75	呋芬雷司	Furfenorex	3776 – 93 – 0	
76	纳布啡及其注射剂	Nalbuphine and its injection	20594 – 83 – 6	
77	氨酚氢可酮片*	Paracetamol and Hydrocodone Bitartrate Tablet		
78	丙己君	Propylhexedrine	101 – 40 – 6	
79	曲马多*	Tramadol	27203 – 92 – 5	
80	扎来普隆*	Zaleplon	151319 – 34 – 5	
81	佐匹克隆	Zopiclone	43200 – 80 – 2	

注: 1. 上述品种包括其可能存在的盐和单方制剂 (除非另有规定)。
   2. 上述品种包括其可能存在的异构体 (除非另有规定)。
   3. 品种目录有*的精神药品为我国生产及使用的品种。

参考文献

[1] 徐天强等.卫生监督工作指南(第二版)[M].上海：上海科学技术出版社,2012.

[2] 张晓峰.医疗卫生监督执法工作规范实务全书(中)[M].长春：吉林音像出版社,2005.

[3] 徐天强等.卫生行政处罚立案证据标准与法律适用[M].上海：上海交通大学出版社,2010.

[4] 国家食品药品监督管理总局,执业药师资格认证中心.药事管理与法规(第七版·2017)[M].北京：中国医药科技出版社,2017.

[5] 卫生部食品安全综合协调与卫生监督局.医疗服务监督100问[M].上海市卫生和计划生育委员会监督所翻印.

[6] 李德爱,陈美文等.麻醉和精神药品使用管理手册(第2版)[M].北京：人民卫生出版社,2012.

模块四
抗菌药物临床应用监督

课程七 抗菌药物临床应用基础知识

抗菌药物是临床应用范围广、品种繁多的一大类药品。与其他药物不同的是，抗菌药物的不合理使用导致的细菌耐药不仅仅会对用药个体造成不良影响，对整个社会群体也会带来不良影响。加大抗菌药物临床应用管理力度，建立完善抗菌药物临床应用管理的长效机制。加强对抗菌药物临床应用管理，控制细菌耐药，提升感染性疾病治疗水平，是更有效治疗疾病、保障广大人民群众健康权益、维护全人类自身健康的必然要求，也是落实深化医药卫生体制改革任务的重要内容。同时，规范抗菌药物临床使用行为，促进临床合理用药也是国家建立药品供应保障体系，建立基本药物制度，解决患者适宜药品可获得性的基础，是控制不合理药物治疗费用的重要手段。

2012年4月原卫生部颁布了《抗菌药物临床应用管理办法》（以下简称《办法》），自2012年

8月1日起施行。《办法》共6章59条,包括总则、组织机构和职责、抗菌药物临床应用管理、监督管理、法律责任和附则。《办法》重点规定了以下内容:一是建立抗菌药物临床应用分级管理制度。二是明确了医疗机构抗菌药物遴选、采购、临床使用、监测和预警、干预与退出全流程工作机制。三是加大对不合理用药现象的干预力度,建立细菌耐药预警机制。《办法》要求医疗机构及时掌握本机构及临床各专业科室抗菌药物使用情况,评估抗菌药物使用适宜性;对抗菌药物使用趋势进行分析,对抗菌药物不合理使用情况及时采取有效干预措施。四是明确监督管理和法律责任。明确县级以上卫生行政部门是医疗机构抗菌药物临床应用情况监督检查的主体。要求县级以上卫生行政部门建立抗菌药物临床应用情况排名、公布和诫勉谈话制度,将医疗机构抗菌药物临床应用情况纳入医疗机构考核指标体系。依法依规对医疗机构、医师和药师出现违反本办法的相应情形给予相应处理。

一、抗菌药物临床
应用基本概念

(一) 抗菌药物的定义

    抗菌药物是指治疗细菌、支原体、衣原体、立克次体、螺旋体、真菌等病原微生物所致感染性疾病病原的药物,不包括治疗结核病、寄生虫病和各种病毒所致感染性疾病的药物以及具有抗菌作用的中药制剂。

(二) 临床应用的抗菌药物分类

临床应用的抗菌药物,包括抗生素和化学合成抗菌药物,必须对病原微生物具有较高的"选择性毒性作用",但对患者不造成损害。这种"选择性毒性作用"机制对于临床安全用药十分重要。抗菌药物的"选择性毒性作用",主要来源于药物对于病原微生物某些特殊靶位的作用。根据主要作用靶位的不同,抗菌药物作用机制可分为:干扰细菌细胞壁的合成,使细菌不能生长繁殖;损伤细菌细胞膜,破坏屏障作用;影响细菌细胞蛋白质的合成,使细菌丧失生长繁殖的物质基础;影响核酸的代谢,阻碍遗传信息的复制。

(三) 抗菌药物临床应用分级管理目录的定义

抗菌药物临床应用分级管理目录是按照安全性、有效性、细菌耐药情况和价格因素等分级管理原则,将临床常用的抗菌药物进行相应分级后形成的目录。该目录不同于《国家基本药物目录》《国家基本医疗保险、工伤保险和生育保险药品目录》等药品目录的性质,仅对抗菌药物的临床应用管理级别进行划分的目录,是指导医疗机构实施抗菌药物临床应用分级管理的重要依据。我国国土面积辽阔,地域跨度大,人口众多,全国统一抗菌药物分级管理目录难度极大,由各省级卫生行政部门制定目录更具科学性和可操作性,原因主要集中在以下四个方面:

一是不同地区细菌耐药性存在一定差异。近年来全国细菌耐药监测结果显示,虽然全国常见细菌的耐药趋势基本一致,但不同地区间部分常见菌群的耐药性存在一定差异,而这种差异直接影响到一部分抗菌药物的管理级别。同一种抗菌药物,在目标菌耐药比较严重的地区,比在目标菌耐药性较低的地区,管理级别应相应提高,不宜全国统一确定管理级别。

二是不同地区医疗保障水平存在一定差异。对同一目标细菌敏感性相近的不同抗菌药物,价格存在一定差异,尤其是国产仿制药和进口原研药之间,价格差别较大。鉴于各地经济发展水平和医疗保障水平不同,应当由各地结合本地区经济发展实际和医疗保障承受能力,充分考虑药物临床应用成本效益比,确定相关抗菌药物的管理级别。

三是不同地区用药习惯存在一定差异。前期调研中发现,不同地区医疗机构在治疗同一类细菌感染性疾病时，治疗理念和选择药物的习惯存在着一定差异，这种差异是允许的，并且长期客观存在的。制定抗菌药物分级管理目录，要充分考虑这种差异，并根据客观实际确定抗菌药物管理级别，全国统一确定管理级别在一定程度上缺乏操作性。

四是各地制定抗菌药物分级管理目录可以避免因临床应用抗菌药物品种过于集中引发的细菌耐药问题。抗菌药物分级管理目录在一定程度上会引导医疗机构选择临床应用的抗菌药物品种。全国统一确定分级管理目录，存在全国部分抗菌药物临床应用过于集中，加速药物细菌耐药的风险。

（四）医疗机构抗菌药物供应目录

医疗机构药事管理与药物治疗学委员会与抗菌药物管理小组制定本机构抗菌药物供应目录，抗菌药物供应品种数量应从严控制，抗菌药物品种原则上不能超过省级卫生行政部门所指定的分级管理目录。目录需列出药品通用名、商品名、生产企业、剂型、规格、单价。该目录是医疗机构采购、使用抗菌药物的根本依据。

（五）抗菌药物的给药途径

分口服、肌肉注射、静脉注射、局部用药等给药途径。轻症感染可接受口服患者，应选用口服吸收完全的抗菌药物,不必采用静脉或肌肉注射给药。重症感染、全身性感染患者初始治疗应予静脉给药,以确保药效;病情好转能口服时应及时转为口服给药。局部用药宜采用刺激小、不易吸收、不易导致耐药性和不易致敏性。

二、抗菌药物分级管理

(一) 抗菌药物的分级

　　根据《抗菌药物临床应用管理办法》第六条的规定,抗菌药物临床应用实行分级管理。根据安全性、疗效、细菌耐药性、价格等因素,将抗菌药物分为三级:非限制使用级、限制使用级与特殊使用级。具体划分标准如下:

　　非限制使用级抗菌药物是指经长期临床应用证明安全、有效,对细菌耐药性影响较小,价格相对较低的抗菌药物;

　　限制使用级抗菌药物是指经长期临床应用证明安全、有效,对细菌耐药性影响较大,或者价格相对较高的抗菌药物;

　　特殊使用级抗菌药物是指具有以下情形之一的抗菌药物:

　　(1) 具有明显或者严重不良反应,不宜随意使用的抗菌药物;

（2）需要严格控制使用，避免细菌过快产生耐药的抗菌药物；

（3）疗效、安全性方面的临床资料较少的抗菌药物；

（4）价格昂贵的抗菌药物。

（二）特殊使用级抗菌药物的品种

《卫生部办公厅关于抗菌药物临床应用管理有关问题的通知》（卫办医政发〔2008〕38号），将以下药物作为"特殊使用"类别管理。医疗机构可根据本机构具体情况增加"特殊使用"类别抗菌药物品种。

（1）第四代头孢菌素：头孢吡肟、头孢匹罗、头孢噻利等；

（2）碳青霉烯类抗菌药物：亚胺培南/西司他丁、美罗培南、帕尼培南/倍他米隆、比阿培南等；

（3）多肽类与其他抗菌药物：万古霉素、去甲万古霉素、替考拉宁、利奈唑胺等；

（4）抗真菌药物：卡泊芬净，米卡芬净，伊曲康唑（口服液、注射剂），伏立康唑（口服剂、注射剂），两性霉素B含脂制剂等。

（三）特殊使用级抗菌药物使用要求

由于特殊使用级抗菌药物本身特点，要求临

床不能随意使用，需要有专业医师严格控制其适用范围、适应证和使用方法，不得在门诊使用。"特殊使用"抗菌药物须经由医疗机构药事管理委员会认定、具有抗感染临床经验的感染或相关专业专家会诊同意，会诊人员需要根据患者需求与抗菌药物管理规定做出科学判定和书面意见（包括是否同意使用的理由、同意使用的具体方案、疗程以及注意事项等），再由具有高级专业技术职务任职资格的医师开具处方后方可使用。医师在临床使用"特殊使用"抗菌药物时要严格掌握适应证，药师要严格审核处方。紧急情况下未经会诊同意或需越级使用的，处方量不得超过1日用量，并做好相关病历记录。

(四) 越级使用抗菌药物的要求

抗菌药物合理使用的基本原则是"安全、有效、经济"，因此保障患者用药权益、保证患者用药安全和治疗效果是非常重要的。由于分级管理规定，各级医师被赋予不同的处方权限，这在日常工作中实施比较容易，但在特殊情况，如会诊医师无法及时到位等情况下，个别危重感染患者需要使用处方医师权限以上的抗菌药物时，可根据患者情况及时应用，事后补充必要的手续。在越级使用抗菌药物时，需要在病程记录中对使用理由、授权医师无法到位原因等做出详细记录,同时填写越级使用抗菌药物登记表(该表格需记录患者一般情况、简单病史与病情、主要实验室检查、感染诊断、越级使用理由、抗菌药物使用方法、越级使用医师签名等),该表需要在 24 小时之内由具有权限的医师或会诊医师签字认可。

三、抗菌药物临床应用管理
组织机构和职责

(一)感染性疾病科的设置

感染性疾病科是感染性疾病诊疗的主要专业科室,整合发热门诊、肠道门诊、呼吸道门诊和传染病科,负责就诊患者的传染病筛查和感染性疾病治疗。卫生部医政司 2004 年颁布的《卫生部关于二级以上综合医院感染性疾病科建设的通知》(卫医发〔2004〕292 号)明确要求我国二级以上综合医院必须在 2004 年 10 月前建立感染性疾病科。感染性疾病科在完成自身医疗任务外,还要配备一定数量的医师,承担医疗机构抗菌药物合理应用工作的指导个管理工作。

(二)抗菌药物专业临床药师的配置

根据《医疗机构药事管理规定》,药学部门必须开展以合理用药为核心的临床药学工作,医疗机构应当配备临床药师,且三级医院不少于 5 名,二级医院不少于 3 名。《抗菌药物临床应用管理办法》明确规定二级以上医院应当配备抗菌药物等相关专业的临床药师,参与抗菌药物合理使用技术体系建设、承担抗菌药物处方点评、负责抗菌药物相关教育培训、开展抗菌药物临床应用监测等工作;参与公众抗菌药物合理使用的教育培训;参与本医疗机构抗菌药物临床应用管理。

(三) 临床微生物室的建立

临床微生物检验是感染性疾病诊断和治疗的基础,《抗菌药物临床应用管理办法》明确规定二级以上医院应当根据实际需要,建立符合实验室生物安全要求的临床微生物室。主要承担临床微生物检验工作,指导临床微生物检验样本的采集,协助临床开展抗感染治疗,开展细菌耐药监测,定期发布(每半年或 1 年 1 次)本机构耐药监测结果,发布耐药预警信息,参与医院感染防控工作,参与本机构抗菌药物管理与培训。

(四) 细菌耐药性的定义

细菌耐药性是指致病微生物对弈抗菌药物的耐受性或对抗性,它是抗菌药物、细菌本身及环境共同作用的结果,分为天然耐药和获得性耐药,前者因染色体 DNA 突变所致,后者大多由质粒、噬菌体及其他遗传物质携带外来的 DNA 片段所致。

四、抗菌药物临床应用管理

(一) 抗菌药物品种数量的要求

临床抗菌药物约有 20 余类,100 余个品种,其中部分药物具有相似化学特征,我国还存在一种药品有多个规格的情况。2012 年卫生部制定的《医疗机构抗菌药物临床应用专项整治方案》规定:三级医院抗菌药物品种原则上不超过 50 种,二级医院抗菌药物品种原则上不超过 35 种,口腔医院抗菌药物品种原则上不超过 35 种,肿瘤医院抗菌药物品种原则上不超过 35 种,儿童医院抗菌药物品种原则上不超过 50 种,精神病医院抗菌药物品种原则上不超过 10 种,妇产医院(含妇幼保健院)抗菌药物品种原则上不超过 40 种。具有相似或者相同药理学特征的抗菌药物不得重复采购。同一通用名称注射剂型和口服剂型各不超过 2 种,处方组成类同的复方制剂 1~2 种;三代及四代头孢菌素(含复方制剂)类抗菌药物口服剂型不超过 5 个品规,注射剂型不超过 8 个品规;碳青霉烯类抗菌药物注射剂型不超过 3 个品规，氟喹诺酮类抗菌药物口服剂型和注射剂型各不超过 4 个品规，深部抗真菌类抗菌药物不超过 5 个品规。

（二）抗菌药物遴选与评估制度

抗菌药物的遴选与评估是医疗机构抗菌药物管理小组和药物管理与药物治疗学委员会的职能，遴选是对医疗机构需要采购那些抗菌药物种类、规格、剂型等作出决定，并据此制定医疗机构抗菌药物供应目录；而评估是指对临床应用抗菌药物的应用情况和对拟采购药物作出科学评价和判断的过程。医疗机构需要根据本机构的特点制定严格科学的抗菌药物遴选程序，确保所遴选与采购的抗菌药物满足临床需要，达到合理用药目标。医疗机构抗菌药物整体遴选工作周期与医疗机构抗菌药物供应目录调整周期相一致，不应短于 1 年，在整体遴选期间，个别抗菌药物可以进行调整（包括清退、更换和补充）。

（三）抗菌药物处方权限的管理

临床医师和药师需要通过培训才能够获得抗菌药物处方权和调剂资格。与抗菌药物管理原则相契合，不同级别医师经过培训后获取相应的处方权限。具有高级专业技术职务任职资格的医师,可授予特殊使用级抗菌药物处方权;具有中级以上专业技术职务任职资格的医师,可授予限制使用级抗菌药物处方权;具有初级专业技术职务任职资格的医师,在乡、民族乡、镇、村的医疗机构独立从事一般执业活动的执业助理医师以及乡村医生,可授予非限制使用级抗菌药物处方权。药师经培训并考核合格后,方可获得抗菌药物调剂资格。

(四) 抗菌药物处方权或调剂资格的培训

二级以上医疗机构抗菌药物处方权或调剂资格获得的培训工作由各机构抗菌药物管理工作组组织实施,培训时间不能少于 4 小时,可以邀请本机构或者外机构专家进行授课,课程结束需要进行测试,测试合格者由医疗机构授予抗菌药物处方权或调剂资格,培训情况与医师药师授权情况需记录在案,供管理部门督查。二级以下医疗机构,限于自身条件限制,培训工作需要由县级以上卫生行政部门组织实施,具体培训过程与上述医疗机构培训相同。同样,考核合格者授予抗菌药物处方权和调剂资格。医师职称提升后,需要获得高一级抗菌药物处方权,也需要重新接受上述培训。

(五) 抗菌药物临床应用培训和考核内容

培训内容应分为两部分:专业知识和管理法

规。每年至少接受不少于 4 个学时的教育培训。课程可以设定基础课程和专业课程。基础课程是所有受训人员需要掌握的内容,如抗菌药物基础知识、临床微生物和细菌耐药基本概念、抗菌药物管理基本要求等;专业课程是针对不同人员设定,如外科医生主要培训外科感染抗菌药物应用、外科围手术期抗菌药物应用等。《抗菌药物临床应用管理办法》规定的培训内容重点是抗菌药物合理使用相关法律、法规、规章和规范性文件;抗菌药物临床应用及管理制度;常用抗菌药物的作用特点;常见细菌耐压趋势与控制方法;抗菌药物不良反应的防治等。

五、本市抗菌药物临床应用监督检查基本情况

2016 年卫生监督机构对本市部分二级以上公立医疗机构、社区卫生服务中心,以及部分社会办医疗机构抗菌药物临床应用和管理情况进行监督检查,共监督医疗机构 359 户次,检查抗菌药物处方 12 307 张,使用"特殊使用级抗菌药物"的住院病历 1 330 份。检查发现部分医疗机构无有效的抗菌药物处方权限管理措施,存在医师越级开具抗菌药物、使用未取得抗菌药物处方权的医师

开具抗菌药物处方、使用未取得抗菌药物调剂权的药剂人员进行抗菌药物处方调剂、未经规定会诊程序使用特殊使用级抗菌药物等现象。对检查发现的问题，卫生监督机构予以立案处罚4起，下发《监督意见书》7份、《责令改正通知书》6份。

课程八　抗菌药物临床应用卫生监督

一、抗菌药物临床应用卫生监督依据、内容和方法

(一) 监督检查依据

《执业医师法》《药品管理法》《抗菌药物临床应用管理办法》《处方管理办法》《医疗机构药事管理规定》和《抗菌药物临床应用指导原则》《医院处方点评管理规范(试行)》等。

(二) 监督检查内容

(1) 抗菌药物管理工作机构(小组)设立情况。

(2) 抗菌药物管理工作制度建立落实情况。

(3) 抗菌药物管理技术支撑体系建立情况。

(4) 抗菌药物处方开具、调剂权限管理情况。

(5) 抗菌药物处方点评情况。

（三）监督检查方法

（1）检查抗菌药物临床应用管理部门设置及管理职责，查阅包括管理小组结构组成、职责分工、运行记录、责任追究制度等相关文件。

（2）检查抗菌药物管理制度建立及落实，查阅医院抗菌药物分级管理制度、抗菌药物遴选和定期评估制度、抗菌药物临床应用情况排名、内部公示和报告制度、抗菌药物临床应用监测、评价、干预及整改管理制度等制度文件，查阅医院抗菌药物分级目录、医院药学部门公布抗菌药物用量执行情况、相应干预记录等。

（3）检查医院耐药菌监测记录，每年 1～2 次分析报告病原菌耐药性监测报告。

（4）检查医院感染监测记录，医院每 3～6 月统计并公示的医院感染监测报告。

（5）查阅医院组织的抗菌药物合理应用相关知识培训材料，包括试题、答题卷、考试合格名录等。

（6）抽查抗菌药物处方，核查签名或签章医师的抗菌药物处方权、抗菌药物处方调剂人员的资质。

（7）抽查使用特殊使用级抗菌药物的病历，检查病历内有无相应的会诊记录，核查会诊医师的资质。

（8）检查医院抗菌药物处方点评记录，查阅抗菌药物使用量排名前 10 名医师、前 3 名科室的合理用药考评记录等。

二、抗菌药物临床应用
违法案由及处罚

(一) 处罚依据

依据《抗菌药物临床应用管理办法》等的规定，对存在违反法律、法规行为的医疗机构进行行政处罚。

(二)《抗菌药物临床应用管理办法》处罚案由

1. 医疗机构使用未取得抗菌药物处方权的医师或者被取消抗菌药物处方权的医师开具抗菌药物处方

(1) 适用情形。

① 未经抗菌药物临床应用知识和规范化管理培训并经考核合格获得抗菌药物处方权的医师；

② 被取消抗菌药物处方权的医师

(2) 适用依据。

违反条款：《抗菌药物临床应用管理办法》第二十四条第二款、第三款

处罚条款：《抗菌药物临床应用管理办法》第五十条第(一)项

（3）处罚内容。

医疗机构有下列情形之一的,由县级以上卫生行政部门责令限期改正,给予警告,并可根据情节轻重处以三万元以下罚款;对负有责任的主管人员和其他直接责任人员,可根据情节给予处分:

① 使用未取得抗菌药物处方权的医师或者使用被取消抗菌药物处方权的医师开具抗菌药物处方的;

② 未对抗菌药物处方、医嘱实施适宜性审核,情节严重的;

③ 非药学部门从事抗菌药物购销、调剂活动的;

④ 将抗菌药物购销、临床应用情况与个人或者科室经济利益挂钩的;

⑤ 在抗菌药物购销、临床应用中牟取不正当利益的。

2. 医疗机构未对抗菌药物处方、医嘱实施适宜性审核,情节严重的

（1）适用情形。

药师未履行职责对抗菌药物处方、医嘱实施适宜性审核,情节严重的。

（2）适用依据。

违反条款:《抗菌药物临床应用管理办法》第四十四条

处罚条款:《抗菌药物临床应用管理办法》第五十条第(二)项

(3) 处罚内容。

医疗机构有下列情形之一的,由县级以上卫生行政部门责令限期改正,给予警告,并可根据情节轻重处以三万元以下罚款;对负有责任的主管人员和其他直接责任人员,可根据情节给予处分:

① 使用未取得抗菌药物处方权的医师或者使用被取消抗菌药物处方权的医师开具抗菌药物处方的;

② 未对抗菌药物处方、医嘱实施适宜性审核,情节严重的;

③ 非药学部门从事抗菌药物购销、调剂活动的;

④ 将抗菌药物购销、临床应用情况与个人或者科室经济利益挂钩的;

⑤ 在抗菌药物购销、临床应用中牟取不正当利益的。

3. 医疗机构非药学部门从事抗菌药物购销、调剂活动的

(1) 适用情形。

医疗机构内其他科室或部门从事抗菌药物购销、调剂活动的。

(2) 适用依据。

违反条款:《抗菌药物临床应用管理办法》第

二十一条

处罚条款：《抗菌药物临床应用管理办法》第五十条第(三)项

（3）处罚内容。

医疗机构有下列情形之一的,由县级以上卫生行政部门责令限期改正,给予警告,并可根据情节轻重处以三万元以下罚款;对负有责任的主管人员和其他直接责任人员,可根据情节给予处分：

① 使用未取得抗菌药物处方权的医师或者使用被取消抗菌药物处方权的医师开具抗菌药物处方的;

② 未对抗菌药物处方、医嘱实施适宜性审核,情节严重的;

③ 非药学部门从事抗菌药物购销、调剂活动的;

④ 将抗菌药物购销、临床应用情况与个人或者科室经济利益挂钩的;

⑤ 在抗菌药物购销、临床应用中牟取不正当利益的。

4. 医疗机构将抗菌药物购销、临床应用情况与个人或者科室经济利益挂钩

（1）适用情形。

医疗机构将抗菌药物购销、临床应用情况与个人或者科室经济利益挂钩的。

（2）适用依据。

违反条款：无

处罚条款：《抗菌药物临床应用管理办法》第五十条第(四)项

（3）处罚内容。

医疗机构有下列情形之一的,由县级以上卫生行政部门责令限期改正,给予警告,并可根据情节轻重处以三万元以下罚款;对负有责任的主管人员和其他直接责任人员,可根据情节给予处分：

① 使用未取得抗菌药物处方权的医师或者使用被取消抗菌药物处方权的医师开具抗菌药物处方的;

② 未对抗菌药物处方、医嘱实施适宜性审核,情节严重的;

③ 非药学部门从事抗菌药物购销、调剂活动的;

④ 将抗菌药物购销、临床应用情况与个人或者科室经济利益挂钩的;

⑤ 在抗菌药物购销、临床应用中牟取不正当利益的。

5. 医疗机构在抗菌药物购销、临床应用中谋取不正当利益

（1）适用情形。

医疗机构在抗菌药物购销、临床应用中,违法收取医药公司、医药代表回扣或财务等违法行为的。

（2）适用依据。

违反条款：无

处罚条款：《抗菌药物临床应用管理办法》第五十条第（五）项

（3）处罚内容。

医疗机构有下列情形之一的，由县级以上卫生行政部门责令限期改正，给予警告，并可根据情节轻重处以三万元以下罚款；对负有责任的主管人员和其他直接责任人员，可根据情节给予处分：

① 使用未取得抗菌药物处方权的医师或者使用被取消抗菌药物处方权的医师开具抗菌药物处方的；

② 未对抗菌药物处方、医嘱实施适宜性审核，情节严重的；

③ 非药学部门从事抗菌药物购销、调剂活动的；

④ 将抗菌药物购销、临床应用情况与个人或者科室经济利益挂钩的；

⑤ 在抗菌药物购销、临床应用中牟取不正当利益的。

6. 药师未按照规定审核、调剂抗菌药物处方，情节严重

（1）适用情形。

药师未按照规定审核、调剂抗菌药物处方，情

节严重的。

（2）适用依据。

违反条款：《抗菌药物临床应用管理办法》第二十四条第一款、第三款

处罚条款：《抗菌药物临床应用管理办法》第五十三条第（一）项

（3）处罚内容。

药师有下列情形之一的，由县级以上卫生行政部门责令限期改正，给予警告；构成犯罪的，依法追究刑事责任：

① 未按照规定审核、调剂抗菌药物处方，情节严重的；

② 未按照规定私自增加抗菌药物品种或者品规的；

③ 违反本办法其他规定的。

7. 药师未按照规定私自增加抗菌药物品种或品规

（1）适用情形。

药师违反规定私自增加抗菌药物品种或品规。

（2）适用依据。

违反条款：无

处罚条款：《抗菌药物临床应用管理办法》第五十三条第（二）项

（3）处罚内容。

药师有下列情形之一的，由县级以上卫生行政部门责令限期改正，给予警告；构成犯罪的，依法追究刑事责任：

① 未按照规定审核、调剂抗菌药物处方，情节严重的；

② 未按照规定私自增加抗菌药物品种或者品规的；

③ 违反本办法其他规定的。

8. 药师违反《抗菌药物临床应用管理办法》其他规定

（1）适用情形。

《抗菌药物临床应用管理办法》中对药师的其他规定。

（2）适用依据。

违反条款：无

处罚条款：《抗菌药物临床应用管理办法》第五十三条第(三)项

（3）处罚内容。

药师有下列情形之一的，由县级以上卫生行政部门责令限期改正，给予警告；构成犯罪的，依法追究刑事责任：

① 未按照规定审核、调剂抗菌药物处方，情节严重的；

② 未按照规定私自增加抗菌药物品种或者品规的；

③ 违反本办法其他规定的。

9. 未经核准，村卫生室、诊所、社区卫生服务站擅自使用抗菌药物开展静脉输液活动

（1）适用情形。

村卫生室、诊所、社区卫生服务站未经县级卫生行政部门审核批准，擅自使用抗菌药物开展静脉输液活动。

（2）适用依据。

违反条款：《抗菌药物临床应用管理办法》第二十九条第二款

处罚条款：《抗菌药物临床应用管理办法》第五十四条

（3）处罚内容。

未经县级卫生行政部门核准，村卫生室、诊所、社区卫生服务站擅自使用抗菌药物开展静脉输注活动的，由县级以上地方卫生行政部门责令限期改正，给予警告；逾期不改的，可根据情节轻重处以一万元以下罚款。

10. 医师未按照规定开具抗菌药物处方，造成严重后果的

（1）适用情形。

① 医师未按照本办法规定开具抗菌药物处

方,造成严重后果的;

② 医师使用未经国家药品监督管理部门批准的抗菌药物的;

③ 医师使用本机构抗菌药物供应目录以外的品种、品规,造成严重后果的;

④ 医师违反本办法其他规定,造成严重后果的。

（2）适用依据。

违反条款:《抗菌药物临床应用管理办法》第二十六条、第二十七条第一款、第二款、第二十八条

处罚条款:《抗菌药物临床应用管理办法》第五十二条第一款第（一）项、《中华人民共和国执业医师法》第三十七条第（一）项

（3）处罚内容。

医师有下列情形之一的,由县级以上卫生行政部门按照《执业医师法》第三十七条的有关规定,给予警告或者责令暂停六个月以上一年以下执业活动;情节严重的,吊销其执业证书;构成犯罪的,依法追究刑事责任:

① 未按照本办法规定开具抗菌药物处方,造成严重后果的;

② 使用未经国家药品监督管理部门批准的抗菌药物的;

③ 使用本机构抗菌药物供应目录以外的品种、品规，造成严重后果的；

④ 违反本办法其他规定，造成严重后果的。

参考文献

[1] 卫生部办公厅关于抗菌药物临床应用管理有关问题的通知(卫办医政发〔2009〕38号).

[2] 卫生部、国家食品药品监督管理局、工业和信息化部、农业部关于印发《全国抗菌药物联合整治工作方案》的通知(卫医政发〔2010〕111号).

[3] 卫生部办公厅关于做好全国抗菌药物临床应用专项整治活动的通知(卫办医政发〔2011〕56号).

[4] 卫生部办公厅关于继续深入开展全国抗菌药物临床应用专项整治活动的通知(卫办医政发〔2012〕32号).

[5] 《抗菌药物临床应用管理办法》(中华人民共和国卫生部令第84号)2012年2月13日经卫生部部务会审议通过,自2012年8月1日起施行.

[6] 国家卫生和计划生育委员会办公厅关于进一步开展全国抗菌药物临床应用专项整治活动的通知(卫办医政发〔2013〕37号).

[7] 国家卫生和计划生育委员会办公厅关于做好2014年抗菌药物临床应用管理工作的通知(国卫办医函〔2014〕300号).

[8] 国家卫生计生委办公厅、国家中医药管理局办公室

关于进一步加强抗菌药物临床应用管理工作的通知（国卫办医发〔2015〕42 号）.

[9] 中华人民共和国卫生部药政司等《抗菌药物临床应用管理办法》释义和抗菌药物临床应用培训教材北京：人民卫生出版社,2012.

模块五
大型医用设备使用监督

课程九　大型医用设备使用监督基本知识

一、大型医用设备的定义

大型医用设备,是指使用技术复杂、资金投入量大、运行成本高、对医疗费用影响大且纳入目录管理的大型医疗器械。涉及放射诊疗的大型医用设备使用同时应遵守《放射诊疗管理规定》中的相关规定。比如 CT(Computed Tomography)是大家所熟悉的 X 线电子计算机断层扫描装置(CT)。它可以清楚地获得病变的解剖结构信息,然而仅凭结构特点诊断疾病有局限性,有一些病变的性质例如肿瘤的良恶性、术后肿瘤有无复发 CT 都难以做出准确的判断。CT 检查不能准确地反映疾病的生理代谢状态。PET(Positron Emission Tomography)是正电子发射计算机断层显像仪,是一种进行功能代谢显像的分子影像学设备。PET 检查采用正电子核素作为示踪剂,检查时采用注射示踪剂,通过对病灶部位摄入的示踪剂量来了解病灶功能代谢状态,从而对疾病作出正确诊断,但是 PET 对解剖结构的分辨能力不如 CT。PET - CT 是将高档 PET 扫描仪和先进螺旋 CT 设备功能的一体化完美融合,临床主要应用于肿瘤、脑和心脏等领域重大疾病的早期发现和诊断,被称作 PET/CT 系统(integrated PET - CT system),使用同一个检查床,连续进行 PET 扫描和 CT 扫描,患者一次检查可以同时获得 CT 解剖图像和 PET 功能代谢图像,并通过双模态图像融合技术实现融合图像,两种图像优势互补,使医生在了解病灶的生物代谢信息的同时获得精准的病灶解剖定位,从而对疾病做出全面、准确的判断。PET/CT 能对肿瘤进行早期诊断和鉴别诊断,鉴别肿瘤有无复发,对肿瘤进行分期和再分期,寻找肿瘤原发和转移灶,指导和确定肿瘤的治疗方案、评价疗效。在肿瘤患者中,经 PET/CT 检查,有相当数量的患者因明确诊断,而改变了治疗方案;PET/CT 能准确评价疗效,及时调整治疗方案,避免无效治疗。总体上大大节省医疗费用,争取了宝贵的治疗时间。

磁共振成像系统是继 CT 成像技术之后又一项先进的医学成像设备。它是把人体放置在一个强大的磁场中,通过射频脉冲激发人体内氢质子,发生核磁共振,然后接受质子发出的核磁共振信号,经过梯度场三个方向的定位,再经过计算机的运算,构成各方位的图像。核磁共振能敏感地检查出组织成分中水含量的变化,能显示功能和新陈代谢过程等生理生化信息的变化,为一些早期病变提供了诊断依据,常常比 CT 能更有效和更早地发现病变。核磁共振有高于 CT 数倍的软组织分辨能力,而且核磁共振不会像 CT 那样产生对人体有损伤的电离辐射。但是与 CT 相比主要其不足之处包括:成像时间较长,空间分辨率相对较低,设备价格也比较高。

二、大型医用设备的分类

《大型医用设备配置与使用管理办法》(卫规财发〔2004〕474 号)中将大型医用设备管理品目分为甲、乙两类。资金投入量大、运行成本高、使用技术复杂、对卫生费用增长影响大的为甲类大型医用设备,其他大型医用设备为乙类大型医用设备。《卫生部关于公布第二批甲类大型医用设备管理品目的通知》(卫规财发〔2009〕43 号)、《卫生部关于公布第三批甲类大型医用设备管理品目的通知》(卫规财发〔2013〕4 号)中分别增加了第二批、第三批甲类大型医用设备管理品目。

1. 甲类大型医用设备管理品目(国务院卫生行政部门管理)

(第一批)

(1) X线——正电子发射计算机断层扫描仪(PET－CT,包括正电子发射型断层仪即PET)。

(2) 伽玛射线立体定位治疗系统(γ刀)。

(3) 医用电子回旋加速治疗系统(MM50)。

(4) 质子治疗系统。

(5) 其他未列入管理品目、区域内首次配置的单价在500万元以上的医用设备。

(第二批)

(1) X线立体定向放射治疗系统(英文名为CyberKnife)。

(2) 断层放射治疗系统(英文名为 Tomo Therapy)。

(3) 306道脑磁图。

(4) 内窥镜手术器械控制系统(英文名为 da Vnici S)。

(第三批)

(1) 正电子发射磁共振成像系统(英文简称PET－MR,包括一体化和分体式两种类型)。

(2) TrueBeam、TrueBeam STX 型医用直线加速器。

(3) Axesse 型医用直线加速器。

2. 乙类大型医用设备管理品目(省级卫生行政部门管理)

（1）X 线电子计算机断层扫描装置(CT)。

（2）医用磁共振成像设备(MRI)。

（3）800 毫安以上数字减影血管造影 X 线机(DSA)。

（4）单光子发射型电子计算机断层扫描仪(SPECT)。

（5）医用电子直线加速器(LA)。

课程十　大型医用设备使用监督

一、大型医用设备使用许可依据、条件和管理

2017年经过修订的《医疗器械监督管理条例》第三十四条第二款规定：医疗器械使用单位配置大型医用设备，应当符合国务院卫生计生主管部门制定的大型医用设备配置规划，与其功能定位、临床服务需求相适应，具有相应的技术条件、配套设施和具备相应资质、能力的专业技术人员，并经省级以上人民政府卫生计生主管部门批准，取得大型医用设备配置许可证。第三款大型医用设备配置管理办法由国务院卫生计生主管部门会同国务院有关部门制定。大型医用设备目录由国务院卫生计生主管部门商国务院有关部门提出，报国务院批准后执行。

法律法规规章如有变动的，以法律法规规章的要求为准。

二、大型医用设备使用监督检查的依据、内容和方法

(一) 大型医用设备使用监督检查的依据

大型医用设备使用监督检查的依据为《医疗器械监督管理条例》，其中规定医疗器械使用单位配置大型医用设备，应当符合国务院卫生计生主管部门制定的大型医用设备配置规划，与其功能定位、临床服务需求相适应，具有相应的技术条件、配套设施和具备相应资质、能力的专业技术人员，并经省级以上人民政府卫生计生主管部门批准，取得大型医用设备配置许可证。

大型医用设备配置管理办法由国务院卫生计生主管部门会同国务院有关部门制定。大型医用设备目录由国务院卫生计生主管部门商国务院有关部门提出，报国务院批准后执行。

卫生计生主管部门应当对大型医用设备的使用状况进行监督和评估；发现违规使用以及与大型医用设备相关的过度检查、过度治疗等情形的，应当立即纠正，依法予以处理。

(二) 大型医用设备使用监督检查的内容和方法

（1）检查医疗机构是否具有大型医用设备配

置许可证,实地查看医疗机构大型医用设备的放置地址、型号等情况,与大型医用设备配置许可证登记的相应信息是否相符。核实大型医用设备是否为国家规定淘汰机型,是否为报废或更新下来的设备。

(2)检查医疗机构相关科室的卫生技术人员名录和在岗医务人员,核查人员配置是否符合大型医用设备配置标准。

(3)现场查看使用大型医用设备开展诊断、治疗的医师是否取得医师执业证书,查看大型医用设备相关医师、操作人员、工程技术人员是否取得大型医用设备上岗合格证或全国医用设备使用人员业务能力考评成绩合格证明。

(4)查阅大型医用设备使用和操作规范等文件资料,现场查看操作人员是否按照规程进行操作,查看操作记录是否真实、完整、及时。

(5)查阅医疗机构的病历资料、辅助检查申请单和报告单等,检查有关诊断报告出具是否规范,大型医用设备的使用是否掌握适应症等。

三、大型医用设备使用
违法案由及处理

(一) 未经许可擅自配置使用大型医用设备

1. 适用情形

（1）医疗机构未经审批程序审批擅自购置大型医用设备。

（2）医疗机构未取得大型医用设备配置许可证擅自使用大型医用设备。

2. 适用的法律法规

违反条款：《医疗器械监督管理条例》第三十四条第二款。

处罚条款：《医疗器械监督管理条例》第六十三条第三款。

3. 处罚内容

责令停止使用，给予警告，没收违法所得；违法所得不足1万元的，并处1万元以上5万元以下罚款；违法所得1万元以上的，并处违法所得5倍以上10倍以下罚款；情节严重的，5年内不受理相关责任人及单位提出的大型医用设备配置许可申请。

（二）提供虚假资料或者采取其他欺骗手段取得大型医用设备配置许可证

1. 适用情形

（1）医疗机构提供虚假的医师执业证书、大型医用设备上岗合格证、专业技术职称证书、学位证书、可行性论证报告等资料取得大型医用设备配置许可证。

（2）医疗机构采取谎报医务人员数量、装机场地和配套设施条件等欺骗手段取得大型医用设备配置许可证。

2. 适用的法律法规

违反条款：无。

处罚条款：《医疗器械监督管理条例》第六十四条第一款。

3. 处罚内容

由原发证部门撤销已经取得的许可证件，并处5万元以上10万元以下罚款，5年内不受理相关责任人及单位提出的医疗器械许可申请。

（三）伪造、变造、买卖、出租、出借大型医用设备配置许可证

1. 适用情形

（1）医疗机构通过编造、捏造、以假乱真等方式伪造大型医用设备配置许可证。

（2）医疗机构通过涂改、挖补等方式变造大型医用设备配置许可证。

（3）医疗机构购买或出卖大型医用设备配置许可证。

（4）医疗机构把大型医用设备配置许可证以收取一定代价的方式出租给其他医疗机构或人员。

（5）医疗机构把大型医用设备配置许可证出借给其他医疗机构或人员。

2.适用的法律法规

违反条款：无。

处罚条款：《医疗器械监督管理条例》第六十四条第二款。

3.处罚内容

由原发证部门予以收缴或者吊销，没收违法所得；违法所得不足1万元的，处1万元以上3万元以下罚款；违法所得1万元以上的，处违法所得3倍以上5倍以下罚款；构成违反治安管理行为的，由公安机关依法予以治安管理处罚。

（四）违规使用大型医用设备，不能保障医疗质量安全

1.适用情形

（1）医疗机构未对大型医用设备进行定期保养、维护等，不能保障医疗质量安全的。

（2）其他违规使用大型医用设备，不能保障医疗质量安全的。

2. 适用的法律法规

违反条款：无。

处罚条款：《医疗器械监督管理条例》第六十八条第（九）项。

3. 处罚内容

责令改正，给予警告；拒不改正的，处5 000元以上2万元以下罚款。

模块六
医疗器械使用监督

课程十一 医疗器械使用监督基本知识

一、医疗器械的定义

医疗器械，是指直接或者间接用于人体的仪器、设备、器具、体外诊断试剂及校准物、材料以及其他类似或者相关的物品，包括所需要的计算机软件；其效用主要通过物理等方式获得，不是通过药理学、免疫学或者代谢的方式获得，或者虽然有这些方式参与但是只起辅助作用；其目的是：

（1）疾病的诊断、预防、监护、治疗或者缓解；

（2）损伤的诊断、监护、治疗、缓解或者功能补偿；

（3）生理结构或者生理过程的检验、替代、调节或者支持；

（4）生命的支持或者维持；

（5）妊娠控制；

（6）通过对来自人体的样本进行检查，为医疗或者诊断目的提供信息。

医疗器械使用单位，是指使用医疗器械为他人提供医疗等技术服务的机构，包括取得医疗机构执业许可证的医疗机构，取得计划生育技术服务机构执业许可证的计划生育技术服务机构，以及依法不需要取得医疗机构执业许可证的血站、单采血浆站、康复辅助器具适配机构等。

二、医疗器械的分类

国家对医疗器械按照风险程度实行分类管理。第一类是风险程度低，实行常规管理可以保证其安全、有效的医疗器械。第二类是具有中度风险，需要严格控制管理以保证其安全、有效的医疗器械。第三类是具有较高风险，需要采取特别措施严格控制管理以保证其安全、有效的医疗器械。评价医疗器械风险程度，应当考虑医疗器械的预期目的、结构特征、使用方法等因素。

国务院食品药品监督管理部门负责制定医疗器械的分类规则和分类目录，并根据医疗器械生产、经营、使用情况，及时对医疗器械的风险变化进行分析、评价，对分类目录进行调整。制定、调整分类目录,应当充分听取医疗器械生产经营企业以及使用单位、行业组织的意见,并参考国际医疗器械分类实践。医疗器械分类目录应当向社会公布。

课程十二　医疗器械使用监督

一、医疗器械使用监督检查的
依据、内容和方法

（一）医疗器械使用监督检查的依据

医疗器械使用监督检查的依据为《医疗器械监督管理条例》，其中规定医疗器械经营企业、使用单位购进医疗器械，应当查验供货者的资质和医疗器械的合格证明文件，建立进货查验记录制度。从事第二类、第三类医疗器械批发业务以及第三类医疗器械零售业务的经营企业，还应当建立销售记录制度。记录事项包括：

（1）医疗器械的名称、型号、规格、数量；

（2）医疗器械的生产批号、有效期、销售日期；

（3）生产企业的名称；

（4）供货者或者购货者的名称、地址及联系方式；

（5）相关许可证明文件编号等。

进货查验记录和销售记录应当真实,并按照国务院食品药品监督管理部门规定的期限予以保存。国家鼓励采用先进技术手段进行记录。

运输、贮存医疗器械,应当符合医疗器械说明书和标签标示的要求;对温度、湿度等环境条件有特殊要求的,应当采取相应措施,保证医疗器械的安全、有效。

医疗器械使用单位应当有与在用医疗器械品种、数量相适应的贮存场所和条件。医疗器械使用单位应当加强对工作人员的技术培训,按照产品说明书、技术操作规范等要求使用医疗器械。

医疗器械使用单位对重复使用的医疗器械,应当按照国务院卫生计生主管部门制定的消毒和管理的规定进行处理。

一次性使用的医疗器械不得重复使用,对使用过的应当按照国家有关规定销毁并记录。

医疗器械使用单位对需要定期检查、检验、校准、保养、维护的医疗器械,应当按照产品说明书的要求进行检查、检验、校准、保养、维护并予以记录,及时进行分析、评估,确保医疗器械处于良好状态,保障使用质量;对使用期限长的大型医疗器械,应当逐台建立使用档案,记录其使用、维护、转让、实际使用时间等事项。记录保存期限不得少于医疗器械规定使用期限终止后5年。

医疗器械使用单位应当妥善保存购入第三类医疗器械的原始资料,并确保信息具有可追溯性。使用大型医疗器械以及植入和介入类医疗器械的,应当将医疗器械的名称、关键性技术参数等信息以及与使用质量安全密切相关的必要信息记载到病历等相关记录中。

发现使用的医疗器械存在安全隐患的,医疗器械使用单位应当立即停止使用,并通知生产企业或者其他负责产品质量的机构进行检修;经检修仍不能达到使用安全标准的医疗器械,不得继续使用。

医疗器械经营企业、使用单位不得经营、使用未依法注册、无合格证明文件以及过期、失效、淘汰的医疗器械。

医疗器械使用单位之间转让在用医疗器械,转让方应当确保所转让的医疗器械安全、有效,不得转让过期、失效、淘汰以及检验不合格的医疗器械。

(二) 医疗器械使用监督检查的内容和方法

(1) 现场查看医疗器械进货查验记录制度,检查进货查验记录是否真实、完整、及时。

(2) 检查重复使用医疗器械的消毒、使用和销毁记录,是否对重复使用的医疗器械按照消毒和管理规定进行处理。

(3)检查一次性医疗器械的使用和销毁记录,是否重复使用一次性医疗器械以及按规定销毁使用过的一次性医疗器械。

(4)检查医疗器械的检查、检验、校准、保养、维护记录,是否与产品说明书的要求相符合。

(5)检查购入第三类医疗器械的原始资料。

(6)查阅医疗机构病历等相关资料,检查大型医疗器械以及植入和介入类医疗器械的信息是否记载到病历等相关记录中。

(7)检查医疗器械使用记录,发现使用的医疗器械存在安全隐患是否立即停止使用、通知检修,是否停止使用经检修仍不能达到安全标准的医疗器械。

(8)检查医疗器械不良事件监测记录等相关资料,是否按要求报告不良事件。

(9)检查医疗机构的科室设置情况和医疗机构执业许可证,核查医疗机构是否具备配置大型医用设备须开设的相应诊疗科目。

(10)对使用医疗器械的使用单位建立信用档案,对有不良信用记录的增加监督检查频次。

二、医疗器械使用违法
案由及处理

(一) 未依照规定建立并执行医疗器械进货查验记录制度

1. 适用情形

（1）医疗器械使用单位未依照规定建立医疗器械进货查验记录制度。

（2）医疗器械使用单位未依照规定执行医疗器械进货查验记录制度，未对医疗器械进货查验过程进行记录。

2. 适用的法律法规

违反条款：《医疗器械监督管理条例》第三十二条。

处罚条款：《医疗器械监督管理条例》第六十八条第(二)项。

3. 处罚内容

责令改正，给予警告；拒不改正的，处5 000元以上2万元以下罚款。

(二) 对重复使用的医疗器械，未按照消毒和管理的规定进行处理

1. 适用情形

（1）对重复使用的医疗器械，医疗器械使用

单位未按照消毒的规定进行消毒。

（2）对重复使用的医疗器械，医疗器械使用单位未按照消毒和管理的规定进行消毒过程的温度监测、分类、包装、运输和各环节的记录等。

（3）其他对重复使用的医疗器械，医疗器械使用单位未按照消毒和管理的规定进行处理的情形。

2. 适用的法律法规

违反条款：《医疗器械监督管理条例》第三十五条第一款。

处罚条款：《医疗器械监督管理条例》第六十八条第（四）项。

3. 处罚内容

责令改正，给予警告；拒不改正的，处5 000元以上2万元以下罚款。

（三）重复使用一次性使用的医疗器械，或者未按照规定销毁使用过的一次性使用的医疗器械

1. 适用情形

（1）医疗器械使用单位重复使用一次性使用的医疗器械。

（2）医疗器械使用单位未按照规定销毁使用过的一次性使用的医疗器械。

2. 适用的法律法规

违反条款：《医疗器械监督管理条例》第三十五条第二款。

处罚条款：《医疗器械监督管理条例》第六十八条第（五）项。

3. 处罚内容

责令改正，给予警告；拒不改正的，处5 000元以上2万元以下罚款。

(四) 对需要定期检查、检验、校准、保养、维护的医疗器械，未按照产品说明书要求检查、检验、校准、保养、维护并予以记录，及时进行分析、评估，确保医疗器械处于良好状态

1. 适用情形

（1）对需要定期检查、检验、校准、保养、维护的医疗器械，医疗器械使用单位未按照产品说明书要求检查、检验、校准、保养、维护并予以记录。

（2）未对医疗器械及时进行分析、评估，确保医疗器械处于良好状态。

2. 适用的法律法规

违反条款：《医疗器械监督管理条例》第三十六条。

处罚条款：《医疗器械监督管理条例》第六十八条第（六）项。

3. 处罚内容

责令改正,给予警告;拒不改正的,处 5 000 元以上 2 万元以下罚款。

(五) 未妥善保存购入第三类医疗器械的原始资料,或者未按照规定将大型医疗器械以及植入和介入类医疗器械的信息记载到病历等相关记录中

1. 适用情形

(1) 医疗器械使用单位未妥善保存购入第三类医疗器械的相关许可证明文件、说明书、标签、供货者的名称、地址、联系方式等原始资料。

(2) 未按照规定将大型医疗器械以及植入和介入类医疗器械的条形码、产品名称、供货者、编号等信息记载到病历等相关记录中。

2. 适用的法律法规

违反条款:《医疗器械监督管理条例》第三十七条第一款、第二款。

处罚条款:《医疗器械监督管理条例》第六十八条第(七)项。

3. 处罚内容

责令改正,给予警告;拒不改正的,处 5 000 元以上 2 万元以下罚款。

（六）发现使用的医疗器械存在安全隐患未立即停止使用、通知检修，或者继续使用经检修仍不能达到使用安全标准的医疗器械

1. 适用情形

（1）医疗器械使用单位发现使用的医疗器械存在安全隐患未立即停止使用、通知检修。

（2）医疗器械使用单位继续使用经检修仍不能达到使用安全标准的医疗器械。

2. 适用的法律法规

违反条款：《医疗器械监督管理条例》第三十八条。

处罚条款：《医疗器械监督管理条例》第六十八条第（八）项。

3. 处罚内容

责令改正，给予警告；拒不改正的，处 5 000 元以上 2 万元以下罚款。

（七）未依照规定开展医疗器械不良事件监测，未按照要求报告不良事件，或者对医疗器械不良事件监测技术机构、食品药品监督管理部门开展的不良事件调查不予配合

1. 适用情形

（1）医疗器械使用单位未依照规定开展医疗器械不良事件监测。

（2）医疗器械使用单位未按照要求报告不良事件。

（3）医疗器械使用单位对医疗器械不良事件监测技术机构、食品药品监督管理部门开展的不良事件调查不予配合。

2. 适用的法律法规

违反条款：《医疗器械监督管理条例》第四十七条第一款。

处罚条款：《医疗器械监督管理条例》第六十八条第(十)项。

3. 处罚内容

责令改正,给予警告;拒不改正的,处5 000元以上2万元以下罚款。